JENNY LEWIS

GUÍA COMPLETA DE LA MIGRAÑA

Jenny Lewis

Guía completa de la migraña

Causas, síntomas y tratamientos

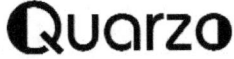

Título original: *The Migraine Handbook*
© Vermilion, 2002

Guía completa de la migraña. Causas, síntomas y tratamientos
© Jenny Lewis, 1993

Quarzo

D.R. © Editorial Lectorum, S.A. de C.V., 2003
Antiguo Camino a San Lorenzo 220
C.P. 09830, México, D.F.
Tel.: 56 12 05 46
www.lectorum.com.mx
ventas@lectorum.com.mx

L.D. Books
8233 NW 68 Street
Miami Florida, 33166
Tel. 406 22 92 / 93
www.ldbook.com
ldbooks@bellsouth.net

Primera edición: mayo de 2003
ISBN: 978-1537462882

D.R. © Traducción: Miguel Martínez Sarmiento
D.R. © Portada: Blanca Cecilia Macedo

ÍNDICE

PRÓLOGO

Este libro necesitaba escribirse: era un libro en busca de autor. Cuando Jenny Lewis aceptó convertirse en editora de nuestro boletín y demostró su talento, energía, compasión y humor, fue obvio que era la persona correcta para este trabajo.

Las personas que padecen migraña no siempre saben mucho de ésta y necesitan aprender acerca de su enemigo. *Guía completa de la migraña* fue escrito para ayudarles a aprender. Contiene información para auxiliarlos a controlar sus ataques, para animarlos y guiarlos a través del laberinto de contradicciones y frustraciones que importunan a quienes padecen migraña. Al hablar con muchos de los integrantes de la Migrain Action Association, quienes se habían ofrecido voluntariamente a ayudar, Jenny reunió descripciones estremecedoras de lo que significa vivir con la migraña para cada uno de ellos. Estas conmovedoras descripciones de experiencias propias ilustran la diversidad de la migraña y sus consecuencias. Sin embargo, falta recorrer un largo trecho para promover una comprensión mayor de la migraña.

Para muchas personas, el beneficio más grande que obtienen de *Guía completa de la migraña* es saber que no están solas; los síntomas extraños y los sentimientos que experimentan no son únicos; no se están volviendo locos y muchas personas más las entienden. *Guía completa de la migraña* está lleno de buenos consejos. Léalo y vuelva a leerlo. Manténgalo cerca de usted para consultarlo y recordar las cosas que puede intentar. Puede ser un arma valiosa en su lucha contra la migraña y sus desdichas. Hemos ganado algunas batallas, pero todavía no hemos ganado la guerra: ¡sigamos luchando!

Jo Lidell
Directora de la British Migrain Association (conocida ahora como la Migrain Action Association) de 1981 a1996.

INTRODUCCIÓN

¿Para qué este libro?

Existen diversas maneras de considerar la migraña. El científico analizará los vasos sanguíneos y los químicos corporales; el psicólogo se preguntará sobre su estado mental; el especialista en alergias examinará su dieta; el quiropráctico se interesará en sus huesos, y el acupunturista manipulará las agujas con destreza. Mientras tanto, usted, el paciente, se apretará la cabeza, vomitará en el recipiente más cercano y se preguntará: ¿qué he hecho para merecer esto?

Se han escrito muchos libros médicos excelentes sobre la migraña, muchos de los cuales se citan o se mencionan aquí. Cuando se trata de combatir cualquier enfermedad, es útil tener algún conocimiento de los antecedentes médicos. Por lo tanto, he incluido descripciones de los síntomas, de los diferentes tipos de migraña y de algunos de los tratamientos actualmente disponibles, al igual que sugerencias e información proporcionada por las mismas personas que padecen migraña. Yo soy una de esas personas y escribí el libro a nombre de la Migrain Action Association, y como tal se concentra principalmente en lo que se *siente* padecerla. Se publican aquí más de cuarenta relatos personales y, aunque los nombres se han cambiado, todas las historias son verídicas. La Migrain Action

Association y yo queremos agradecer a todos los que aceptaron ser entrevistados y cuyos casos se publican aquí.

Si usted padece migraña, lea este libro y nunca más se sienta confuso, avergonzado, extraño, hipocondriaco o demente. El que su vecino logre ir a trabajar con migraña no significa que usted también pueda. Para algunas personas, una migraña es un dolor de cabeza con el que pueden lidiar. Para otras, es una enfermedad que afecta a todo el cuerpo y que los manda a la cama durante varias horas o incluso días. La migraña puede apoderarse de una parte importante de la vida del paciente.

Si usted es el esposo, la esposa, el hijo o el pariente de una persona que padece migraña, entonces es probable que sepa cómo es para nosotros. Y nosotros sabemos lo que es para usted. ¿Cuántos esposos llegan a casa al anochecer, cansados y hambrientos, para encontrar que su cena está en el congelador y su esposa encerrada en la recámara? ¿Cuántas veces usted, la pareja, tiene que decir: "lo siento, vine solo/a porque mi esposo/a tiene migraña?" ¿Siente que hace el ridículo? No está solo. ¿Y los niños? ¿Todavía esperan los paseos prometidos o ponen cara "tal vez suceda o tal vez no"?

¿Cuántas esposas se han sentido inútiles mientras sus esposos sufren la insoportable agonía de una serie de dolores de cabeza noche tras noche, y cuántas que dependen de los ingresos de los esposos, temen que este ataque de migrañas sucesivas le cueste el empleo y el estilo de vida?

La Migrain Action Association cree que existe alguna esperanza para cada paciente en algún lugar. Tal vez usted no pueda curar la migraña, pero encontrará una terapia que disminuya la severidad o la frecuencia de los ataques —o ambas cosas—. Es cuestión de buscar: no es fácil, pero vale la pena el esfuerzo, sobre todo si sus migrañas son frecuentes, severas y perturbadoras. No se rinda, no es imposible. Casi todas las personas pueden encontrar algo que les ayude a controlar sus migrañas.

Espero que no sea solamente el público general quien lea este libro. Aunque aquí no se ofrecen avances médicos, los pacientes exponen sus síntomas y nos permiten echar una mirada a sus vidas. Esta obra también debe servir para que los médicos comprendan algo más de la migraña que los dolores de cabeza, la náusea y las luces parpadeantes. A muchos pacientes les sirve un diagnóstico sencillo. Darle nombre al dolor puede representar gran alivio cuando el diagnóstico no es "enfermedad mortal". A todos los pacientes les ayuda tener un médico comprensivo. Saber lo que sucede en casa puede ayudar al médico a prescribir algún tratamiento. Sabemos que no puede curarnos completamente, y no los culpamos por ello. Sin embargo, nos deprime que el médico no le dé a nuestra enfermedad la importancia que merece: la migraña tal vez no nos mate, pero con frecuencia destruye nuestras vidas.

¿Usted padece migraña?

Las migrañas pueden confundirse frecuentemente con sinusitis u otros tipos de dolores de cabeza. Por lo tanto, el primer paso es averiguar si usted padece migraña. Esta es una evaluación de comprobación.

Cuando usted sufre dolor de cabeza:
- ¿Algunas veces "sabe" que viene antes que le duela?
- ¿Siente palpitaciones en lo más profundo de su cabeza?
- ¿Siente el dolor en un lado de su cabeza?
- ¿Siente náusea y a veces vomita cuando le duele la cabeza?
- ¿Llora desconsoladamente o cree que se vuelve loco por el dolor?
- ¿Su mirada se desquicia: ve destellos o zigzagueos?, ¿ve las cosas oscuras, "con dibujos" o extrañas?
- ¿Se ve tan pálido y retraído que su familia o amigos comentan que se ve muy enfermo?

13

- ¿Le disgustan el ruido y la luz?
- ¿Le molesta que lo toquen?
- ¿Quiere alejarse de la familia cuando le duele la cabeza? ¿Si está indispuesto, le gusta que lo consuelen?
- ¿Siente el sentido del olfato muy sensible?
- ¿Nota que el dolor empeora con el movimiento?
- ¿Siente picazón en sus extremidades?
- ¿El dolor dura entre cuatro horas y tres días?

Un "sí" a una o más de estas preguntas significa que usted podría sufrir de migraña. Otro indicador es si se mareaba mucho al viajar en automóvil cuando era niño; y aunque no existe evidencia científica para probar que la migraña es genéticamente hereditaria, la enfermedad parece permanecer dentro de las familias por generaciones. De acuerdo con el Dr. J. N. Blau en *Understanding Headaches and Migrain*, quienes sufren de migraña tienen 60% de posibilidades de tener un familiar con el mismo padecimiento.

La migraña es un dolor de cabeza recurrente benigno que no es síntoma de algo más serio. El paciente no presenta síntomas entre los ataques. Se pensaba que la migraña comenzaba en la pubertad y terminaba, para las mujeres, en la menopausia y, en los hombres, al llegar a los cincuenta años. Sin embargo, ahora se observa que puede comenzar en la niñez y continuar después de los setenta años: hay quienes la padecen hasta el día de su muerte. Casi todos los individuos que sufren de migraña tienen su primer ataque antes de los veinte años de edad y, uno de cada ocho, antes de los diez años. Se sabe de un primer ataque de migraña después de los cincuenta, pero esto muy raro. Existe el mito de que las personas que padecen de migraña tienden a ser más inteligentes que los demás, pero no hay evidencia científica para apoyar esta consoladora teoría, la cual pudo surgir porque las personas que sufrían migraña y solicitaron ayuda a sus médicos eran profesionistas y gerentes, pero esto se relaciona más con la confianza que con la inteligencia. De modo que cualquiera puede padecerla aunque, estadísticamente, por cada hombre la padecen tres mujeres.

Diferentes tipos de migraña

La International Headache Society, una sociedad de neurólogos de diferentes países, ha diseñado un sistema para clasificar los dolores de cabeza y las migrañas. Este es un intento para unificar, a nivel mundial, lo que queremos significar al mencionar: dolor de cabeza.

La migraña sin aura

Si usted va a cualquier parte del mundo y dice que sufre de "migraña sin aura" (conocida antes como migraña común), el médico sabrá que son dolores de cabeza que duran entre cuatro y setenta y dos horas. Es probable que sean del tipo palpitante, de un solo lado, de intensidad entre severa y moderada, y que tengan, al menos, dos de estos atributos. Los dolores de cabeza también incluyen al menos uno de estos síntomas: náusea y vómito, al igual que sensibilidad a la luz o al sonido. El dolor empeora si usted se mueve. Estas migrañas se denominaban "comunes" porque las padecen más personas que las del otro tipo de migraña. Afectan mucho la vida de quienes las padecen. En el capítulo I, se incluyen una descripción completa de este tipo de migraña y también relatos de personas que la padecen.

Migraña con aura

Antes conocida como migraña clásica, incluye los síntomas neurológicos conocidos como aura, la cual se describe en el capítulo II. El aura normalmente dura media hora, después aparecen dolor de cabeza, náusea y sensibilidad a la luz o al sonido. Puede existir un intervalo entre el final del aura y el inicio del dolor de cabeza. En ocasiones las personas sólo sufren la sensación del aura y no de dolor de cabeza.

Dolores de cabeza por tensión

Pueden durar de media hora a una semana. Tienen una cualidad opresiva o tensante. El dolor puede ser leve, no mayor a un ligero malestar y se percibe como una sensación de presión que afecta ambos lados de la cabeza. Los movimientos físicos no afectan. Se puede pueden experimentar náuseas ligeras, pero no hay vómito y es poco frecuente la sensibilidad a la luz o al sonido.

Advertencia

En diversas partes del libro se mencionan medicamentos tanto por su sustancia activa como por su nombre comercial.

Las sustancias activas aparecen en minúsculas. Los nombres comerciales aparecen en mayúsculas y son los que se usan en el Reino Unido. Esto no limita la función informativa del libro, porque se enfatizan los efectos de los medicamentos, no las marcas. Tal como se recomienda en diferentes partes del libro, los lectores de cada país deben consultar a su médico, quien podrá recomendarles medicamentos equivalentes disponibles en su ciudad.

Capítulo 1
MIGRAÑA SIN AURA

Señales de advertencia

Muchas personas que sufren de migraña son adver-
tidas de un inminente ataque. Ya que la migraña es
muy dolorosa y debilitante, uno esperaría que las señales
de advertencia se presentaran en forma de melancolía y
malestar. Puede ocurrir eso, pero muchas personas experimentan lo opuesto: una sorprendente elevación del
ánimo y la energía. Para algunas personas, el primer indicio de un ataque es sentirse inusualmente feliz, energéti-
co y vivaz. Una paciente la describió como una sensación
de euforia, en donde sentía que volvía a entrar a su vida
como una mujer de 18 años (cuando tiene 65). ¿Es otra de
las pequeñas ironías de la vida o existe una explicación
científica? En términos médicos, se cree que estas sensaciones son resultado de un desequilibrio químico temporal en el área cerebral responsable de nuestras emociones. El hipotálamo controla las secreciones de varias
hormonas y puede ser que una alteración ahí prepare el
escenario para un ataque.

Aunque estos sentimientos de alegría son comunes,
otros pacientes reciben señales muy diferentes. Se sienten
débiles, agotados e indispuestos. Pueden bostezar mucho,
experimentar diarrea o constipación, sentirse tensos, de-
primidos e irritables, al igual que muy sensibles a la luz, el
sonido o los olores. El hambre y la sed son dos síntomas
tempranos de advertencia que merecen mención espe-

cial, porque, de vez en cuando, usted puede interrumpir una migraña al hacer lo lógico. Si siente sed, beba. Tres vasos de agua no muy fría limpian los riñones y pueden prevenir un ataque. Si siente hambre, coma. No coma donas de chocolate —de hecho evite toda comida con azúcar—, pero los carbohidratos y las proteínas mantienen el azúcar en la sangre al nivel correcto y proporcionan al cuerpo los elementos necesarios para combatir un ataque. Después podrá preocuparse por la dieta.

Síntomas

Los dos síntomas principales de la migraña sin aura son el dolor de cabeza y la náusea.

Dolor de cabeza

Generalmente, el dolor de cabeza es violento y punzante, a menudo en una sien. Aunque comienza en un lado de la cabeza, con frecuencia se extiende al resto conforme se desarrolla. En algunos pacientes, la migraña empieza siempre en el mismo lado de la cabeza, mientras que en otros, varía de un ataque a otro. Las punzadas dan paso a un dolor permanente. Los pacientes perciben la parte afectada de la cabeza con sólo tocarse.

Mover la cabeza, toser, estornudar o vomitar agravan usualmente el dolor y devuelven las punzadas. Por lo tanto, son absolutamente recomendables la quietud y el descanso. Algunas personas observan mejoría al presionar la parte afectada de la cabeza contra una almohada. Una botella de agua caliente colocada en el sitio del dolor puede proporcionar un grado de alivio para algunos pacientes; mientras que para otros, un objeto helado tiene el mismo efecto. (Un paquete de vegetales congelados funciona como objeto helado.)

Con la migraña, algunas personas sienten un dolor violento que las inhabilita por completo, mientras que otras apenas lo perciben. No necesariamente se siente un dolor intenso durante todo el ataque. Existe un pequeño alivio al disminuir el dolor, antes de volver a agudizarse.

Náusea

La náusea que acompaña regularmente este tipo de migraña puede ser ligera, o incluso, más desagradable que el mismo dolor de cabeza. Muchos pacientes no son capaces de comer durante un ataque. El olor de la comida, aparte de cualquier otra cosa, puede empeorar las náuseas.

Síntomas gástricos

El hipo, los eructos, la náusea y el vómito son también parte y terreno fértil para algunos ataques. Con suerte, algunos terminan su ataque cuando vomitan, pero en la mayoría de los pacientes, el vómito agrava el problema al acentuar el dolor de cabeza. Cada vez que una persona vomita, el contenido del estómago se agota hasta que sólo arroja bilis, seguida de náuseas. Otras, también experimentan cólicos.

Migraña roja y migraña blanca

El rostro de quien padece migraña a menudo cambia de color. Algunas personas tienen lo que se conoce como "migraña roja." Estos pacientes se ponen melancólicos y se sonrojan; son quienes tienden a sonrojarse con la ira. "La migraña blanca" es más común: el paciente palidece y parece enfermo, tiene los ojos hundidos y se ve ojeroso. Algunos muestran los ojos irritados, con comezón, y sensación de ardor.

19

Vista

La sensibilidad a la luz (fotofobia) es una característica muy común de este tipo de migraña y los pacientes pueden estar tan afectados que permanecen en una habitación oscura con los ojos cubiertos. Para probar y entender la fotofobia, imagine pasar de una habitación muy oscura a la brillante luz del sol sin usar anteojos protectores. Esa molestia inmediata es similar a lo que siente una persona que padece de migraña con sensibilidad a la luz.

Olfato

Aunque desde hace tiempo se sabe que los ojos son afectados en los ataques de migraña, no se ha documentado tanto su efecto en los pasajes nasales. Esto ha hecho que muchos pacientes con migraña sean tratados erróneamente por problemas de sinusitis. Se puede presentar obstrucción de la nariz, un fuerte catarro y dolor muy agudo al respirar. Algunos pacientes presionan la parte exterior de la nariz y la consideran muy sensible. Los pacientes también pueden ser muy sensibles a los olores, una condición conocida como osmofobia. Un paciente se alteró cuando su hija se aplicó una gotita de perfume en la habitación contigua. Otra paciente recordó que, cuando su esposo añadió un diente de ajo al guisado que preparaba en la cocina, ella percibió el olor en su recámara y por esa razón vomitó.

Intolerancia al ruido

La fonofobia —intolerancia al ruido— es muy común durante los ataques. De la misma forma que una persona afectada por la osmofobia es hipersensible a los olores, una persona con fonofobia es muy sensible a los sonidos. Durante un ataque, el tictac del reloj que en muchas oca-

20

siones es impercetible, en otras puede ser tan molesto como un martilleo. Muchos pacientes dicen que no toleran el sonido de los pasos (incluso sobre una alfombra) y por esta razón no quieren que nadie entre a su habitación. Casi todas las personas que sufren migraña prefieren estar solos, y cuando usted nota que el más leve sonido, olor y luz pueden agravar la situación, ya sabe por qué. Un visitante al sentarse en la cama, aunque sea con nucha delicadeza, puede convertir el dolor del paciente en una palpitación insufrible.

Otros síntomas

Algunos pacientes experimentan un incremento en la retención de líquidos y una sensación de inflamación durante el ataque. También es común orinar con mayor frecuencia. El mareo y una sensación de aturdimiento son otros dos síntomas muy conocidos.

Después del ataque

Un ataque de migraña termina cuando el paciente duerme profundamente, y, a veces, al despertar, se siente muy fresco e incluso eufórico. O el ataque desaparece solo en forma gradual. Con mayor frecuencia, el paciente queda muy débil, y esta sensación puede durar un día o dos.

Tratamiento

Existe una gran variedad de analgésicos y medicamentos en el mercado que alivian o disminuyen la intensidad de los ataques. Para muchos pacientes, es suficiente un analgésico como la aspirina o el paracetamol, sobre todo si lo toman con una pastilla para combatir el vómito, como el Smetil (procloperacina). Sin embargo, esto no funciona para todos. Esto se debe a que, para cuando ingieren el medicamento, el estómago ya se "cerró" y sólo absorbe una pequeña cantidad. Esta condición se conoce como estasis gastrointestinal. En esta situación, debe administrarse Meclomid (metoclopramida) que vacía el estómago con mayor rapidez, para que los medicamentos pasen al intestino delgado y se absorban más fácilmente. El Meclomid también es una medicamento que combate el vómito. Lo ideal es tomar Meclomid diez o quince minutos antes del analgésico preferido. Existe un medicamento, Paramax, disponible sólo con receta, que combina el paracetamol y la metoclopramida. También hay otro medicamento efervescente que contiene aspirina y metoclopramida, llamado Migravess. Otro medicamento utilizado por prescripción médica es el Motilium (domperidona). Este medicamento no causa somnolencia.

Algunos analgésicos fuertes que se adquieren con receta médica contienen una pequeña cantidad de codeína, además de la aspirina o el paracetamol. Esta combinación parece muy útil a las personas que padecen migraña. Dos de estos remedios son el Tempra CD y el Tylex CD.

El capítulo XI contiene detalles adicionales de algunos de los medicamentos que se utilizan en el tratamiento de la migraña.

Bien, ya es suficiente de síntomas y tratamientos. En las cuatro historias siguientes, algunos pacientes no sólo describen sus síntomas y, lo que es más importante, relatan cómo la migraña ha afectado sus vidas.

Anna
Ahora tengo 16 años, pero tenía 14 cuando comencé a sufrir de migraña. No tenía idea de lo que me aquejaba hasta después de padecerla durante 18 meses. Fue diagnosticada como migraña común. La padecí con una frecuencia de un ataque a la semana. Al principio

pensé que mis ataques eran resacas o una alergia violenta a la comida, ya que siempre los tenía después del viernes o el sábado en la noche. Pero comprendí que tenía que ser algo diferente porque a menudo estaba enferma todo el día y no me recuperaba hasta lograr una buena noche de sueño.

Mis síntomas incluían un lacerante dolor de cabeza sobre mi ojo izquierdo. Era un dolor taladrante y me dolía incluso al recagar la cabeza. Poco después tenía náuseas, como si estuviera a punto de vomitar. Esto duraba varias horas. Me debilitaba tanto que tenía que recostarme y terminaba vomitando. Lo seguía haciendo hasta que me deshidrataba. Por eso adelgacé mucho.

Siempre estaba molesta conmigo misma por sentirme así y no comprender lo que pasaba. El paracetamol o la aspirina no funcionaban, lo cual me contrariaba más.

Me parecía que los ataques de migraña siempre se presentaban en el momento equivocado —cuando estaba con amigos—. Me sentía culpable, ya que no podía fingir que me sentía bien, como se puede hacer con un dolor de cabeza normal. Siempre tenían que llevarme a casa y, al llegar, mi madre suspiraba y decía: "¿No estarás enferma otra vez, o sí?"

Me perdí muchas cosas y no cumplí con muchas personas. Los ataques eran tan frecuentes que mis amistades y mis familiares se daban cuenta antes que yo, y decían que palidecía y enmudecía cuando estaba a punto de sufrir un ataque.

Dieciocho meses después entendí que esta situación no era normal y que no se trataba de una alergia a la comida o la bebida, ya que mis ataques no seguían un patrón en particular. Fui con mi médico y él me diagnosticó migraña. Probé todo tipo de medicamentos: tabletas de Migristene y Paramax. Pero no me funcionaron, así que ahora tomo Sanomigran todos los días y, aunque me produce somnolencia, funciona muy bien.

Después de que a Anna se le diagnosticó migraña, su madre se comunicó con la Migraine Action Association y le enviaron información acerca de la enfermedad. Esto no sólo ayudó a su madre a comprender lo que padecía Anna, sino que ésta pudo explicar la naturaleza de la enfermedad a sus amistades. Dos años después, me comuniqué con Anna para saber cómo seguía. Todavía toma Sanomigran diariamente y, aunque aún tiene migraña, es más manejable. Sigue padeciendo dolores de cabeza, pero no son tan intensos como antes y rara vez vomita. Además, la frecuencia de los ataques ha disminuido a uno al mes, y normalmente aparece una semana después de su periodo menstrual. Anna puede continuar con su trabajo y su vida social de modo casi normal. Una de las incomodidades del Sanomigran es que aumento de peso. Anna dice que tiene que vigilar su dieta, aunque no está segura si el aumento de peso se debe al Sanomigran o al hecho de que ha dejado de vomitar durante los ataques.

Cinthia

Cuando era niña padecí lo que me diagnosticaron como ataques biliares, pero ahora sé que era migraña. Después no los tuve durante mi adolescencia, sino hasta el día de mi boda. Camino a Cornwall tuvimos que detenernos porque a cada momento me sentía peor. Al llegar al hotel, inmediatamente me fui a la cama, no quise cenar, así que mi pobre esposo tampoco cenó. Después no volví a sentir migraña hasta que mi hijo tenía seis meses de edad.

Me diagnosticaron migraña común. Padecía de dolor de cabeza muy intenso. Sentía náuseas y me ponía muy enferma: a veces estaba tan mal que el médico venía a darme algo para detener el ataque. Me practicaron una histerectomía cuando cumplí 41 años. Diez años después, con la muerte de mi esposo la migraña regresó. Él tenía cáncer y lo cuidé en casa durante nueve meses. Lo curioso es que sólo recuerdo un ataque de migraña durante todo ese tiempo.

Después de la muerte de mi esposo tuve que hacer frente a muchas situaciones que desconocía; me dí cuenta de que dependía mucho de él. Durante nuestro matrimonio nunca trabajé. Él tomaba todas las decisiones, por ejemplo, cómo gastar el dinero. Creo que muchas mujeres de mi generación eran así. Nunca firmé un cheque. Después de que él murió, llegué al límite. Sentía que debía justificar mi existencia. En un momento dado, tuve a cinco estudiantes viviendo en mi casa y yo dormía en la planta baja. ¡Eso es bastante exigente! Padecía migraña, pero era tan fuerte...

En una ocasión, resbalé en la calle y me rompí la rótula. Fue traumático. Entonces me fracturé un tobillo; después de eso, caí de la cama y me fracturé una pierna. El médico dijo que todos estos accidentes fueron un choque en mi sistema. La migraña comenzó a aparecer a menudo —dos o tres veces por semana—. Sentí que ya no podía soportarla. Me deprimí mucho. Continuaba sintiéndome mal conmigo y consulté a diferentes especialistas. Uno de ellos diagnosticó esta terrible sensación como migraña estomacal. Ahora sé que lo que yo sufría era ansiedad crónica. Poco a poco entré en un estado de depresión. Terminé sufriendo un colapso nervioso.

Obtuve ayuda psiquiátrica. La peor época fueron las semanas que tuve una profunda depresión. Me permitieron permanecer en casa durante esas semanas gracias a que un hombre, que conocí después de que murió mi esposo, ofreció ayudarme. Estaba en un abismo profundo. Pensé varias veces en el suicidio. Nada me interesaba. Difícilmente comía. Bajé mucho de peso. Es el sufrimiento más terrible que puedo describir y, por desgracia, los demás ni siquiera lo sospechan. Creen que uno debe esforzarse por recuperarse. Pero eso es precisamente lo que uno no puede hacer. Mientras estuve en el abismo no padecí una sola migraña, pero en cuanto comencé a salir de él, la migraña regresó.

Ahora no es tan intensa. Tengo una o dos a la semana, pero tomo Cafergot al inicio de un ataque y a menudo se interrumpe. Puedo continuar mi vida con relativa normalidad.

Mi madre padecía migraña. Aún puedo verla, recostada en la cama sin moverse. ¡Pobrecita! Entonces no comprendía cuánto sufría.

Diana

Puede suceder en cualquier momento. No existe un patrón. No soporto la luz, aunque no tengo molestias visuales. Normalmente comienza en la mañana. Me siento cansada y después como si tuviera una banda pesada alrededor de la cabeza. Siento muchas náuseas, pero, de hecho no ocurre a menudo. Me recuesto y el dolor dura todo el día.

Siento más presión y tengo dolor de cabeza. Empieza en la parte superior del puente de la nariz. Es un punzante dolor en la parte frontal de la cabeza.

Me recuesto donde haya oscuridad. Pongo música muy suave, para relajarme. No escucho el radio porque no soporto el ruido. No como ni bebo.

Pienso que mi migraña se relaciona con la tensión. Tengo que cuidar a mis ancianos padres; ellos no se hablan, de modo que es muy complicado. No vivo con ellos, pero cuando regreso a casa después de verlos —no sé si es una profecía que cumplo para mí misma— normalmente tengo migraña. Comencé a tenerla a los 26 años, antes de eso, no era de las personas que sienten dolor de cabeza.

Ahora tengo 41 años. Soy adoptada. Mis padres tenía una buena relación cuando yo era niña, pero estaba consciente de que había algo que afectaba su relación. Nunca fue una familia muy unida y ahora mis padres tienen muy poco contacto entre sí. Yo los cuido. Prácticamente hago todo. Ellos se rehúsan a que un extraño ayude en casa. Yo limpio, cocino, hago las compras, etcétera. Si le hablo a uno de ellos, el otro se pone de mal humor. Es agotador.

Al principio, me recetaron Migril, y no lo he dejado de tomar. Ingiero las tabletas al inicio del ataque. No sé cuánto me ayudan, porque no sé qué tan fuerte puede ser la migraña si no las tomo; no me atrevo a dejarlas. Tomo una al inicio del ataque y, si es medianamente fuerte, tomo otra en la tarde. pero no ingiero más de seis a la semana. Es lo que consumo: un promedio de dos veces al mes.

Es común que las personas que sufren migraña olviden la enfermedad entre los ataques y, por lo tanto, tienen dificultad para recordar los síntomas incluso días después de que ha sucedido uno. En realidad, los pacientes se autoconvencen de que no volverán a padecer otro ataque. Tal vez es porque muchos pacientes se sienten tan bien entre los ataques que no pueden creer que vayan a padecer otro. Cualquiera que sea la razón, Louise siente que su madre ha llevado este síndrome demasiado lejos.

Louise

Mi madre sufría migraña. Ella tiene 79 años, un día le pregunté acerca de sus migrañas y dijo que nunca las había padecido. Creo que eso es muy extraño. No sé si padece demencia senil o si la madre naturaleza ha sido muy amable y lo ha borrado por completo de su memoria, pero tengo recuerdos de mi niñez, de verla caminando con una corbata de mi papá alrededor de la cabeza, mientras golpeaba su cabeza en la pared de la sala, sin embargo, ella lo ha olvidado. ¡No puedo creer-

lo! Mi madre solía caminar con los ojos entrecerrados. El dolor debió de ser muy fuerte, pero no recuerda haber tenido un solo dolor de cabeza. Su memoria parece estar bien en todos los demás aspectos. Ella olvida ese hecho, pero creo que yo olvido más cosas que ella.

Mis ataques comenzaron tres meses antes de que me casara. Estaba de vacaciones cuando tuve ese intenso dolor de cabeza que me hizo exclamar: "¡Oh, Dios mío!" Ese fue el primero. Mientras estuve embarazada no sentí dolor de cabeza, pero después de dar a luz, volví a la vieja rutina. Cuando amamantaba a mi hija, mi vecina tenía que llevársela y traerla cada cuatro horas para alimentarla. Le intrigaba que yo tuviera leche, porque no comía ni bebía. Me encantaba alimentar a mi hija. Pero, me sentía culpable de no poder cuidarla. En esa época, todo el tiempo me lamentaba por ella. Era terrible pedirle ayuda a otras personas. Tenía un par de migrañas a la semana.

Durante un ataque típico, me despertaba sin saber cuándo había comenzado. Si tomaba tres tabletas de paracetamol en el momento apropiado, me podía sentir bien. Pero si el ataque estaba avanzado, me duraba dos o tres días. Una vez, duró cinco días. Todo el tiempo sentía náuseas. Tenía que recostarme como momia: sin mover un músculo. Incluso hablarle a mis hijos me hacía sentir náuseas. Todo lo que quería era botellas de agua caliente. El calor me ayudaba. Probé el frío, pero era una agonía. Me recostaba con la cara en la almohada y la botella de agua caliente, es un milagro que no tenga la cara roja, manchada o marcada después de hacer eso tantos años. Normalmente uso calcetas y una bata en la cama porque soy muy friolenta. Sólo bebo agua filtrada. Tengo una jarra de agua y un recipiente a mi lado y quiero estar sola. En los días buenos, ando de aquí para allá tratando de animarme, porque paso mucho tiempo en cama. Puedo aceptar al mundo cuando me siento bien. Tengo una sensación de euforia.

Mis dos hijos han tenido que madurar rápidamente y volverse independientes. Todos en la familia sufren; no sólo yo. Cuando nos casamos, mi esposo solía sentirse como prisionero en su propia casa. Sabía que yo estaba en la recámara con náuseas y que no quería a nadie ahí. Se sentía culpable de salir. Se pasaba solo los fines de semana. Cuando los niños llegaban, les decía: "No hagan ruido, mamá está en cama", "no patees la pelota contra el muro". Ellos también sufrían. Se cancelaban los viajes y otras actividades familiares. Ahora, mi esposo asiste solo a cenas y otros eventos sociales. Regresa tarde de trabajar, sube a mi habitación y me da masaje en el cuello. Vacía el recipiente donde vomito. Su estómago resuena en protesta. Llega a las nueve de la noche después de recorrer el largo camino desde Londres y no hay cena en el horno o en la mesa y tiene que buscar en el refrigerador y descongelar algo. Se acuesta después de las 10:30. A veces se queja, pero por lo general, se porta muy bien. Lo siento molesto, frustrado e indefenso.

He estado en varios hospitales y clínicas para la migraña, pero sin provecho. He confiado en curarme a través de la fe, la acupuntura, diferentes dietas, me han analizado hasta el cabello y he tomado todo tipo de brebajes. Acudí con una experta en herbolariaque me dijo que bebiera mi propia orina cada mañana. No pude, simplemente no pude.

Ahora ingiero Sanomigran y he subido mucho de peso; me siento como una piedra. Camino como si estuviera embarazada. Lo primero que ven es mi barriga. También me aletarga. No puedo usar ropa de mi talla; pero tampoco puedo hacer ejercicio intenso porque me indispone. El medicamento me ha ayudado, pero ya perdí la batalla contra la piel flácida.

Tomé un curso de masajes hace cuatro años, porque pensé que sería muy terapéutico para mí. Ha sido ma-

ravilloso. Realmente me ayuda. Lo hago en casa utilizando aceites esenciales. Tan pronto como pongo las manos en alguien, me relajo. Mi corazón se calma. Aunque lo hice principalmente porque padezco migraña.

Capítulo 11
MIGRAÑA CON AURA

Síntomas

Aura

El comienzo de este tipo de ataque es un aura formada por varios síntomas. En cuanto usted lea las historias en este capítulo verá que los pacientes sufren diversas experiencias bastante intimidantes, aunque prácticamente todas ellas son desórdenes visuales de uno u otro tipo. Es común que alguien que sufre por vez primera un ataque de migraña clásico, sienta que se queda ciego o se vuelve loco. Normalmente, los pacientes ven una mancha que aumenta de tamaño poco a poco, hasta cubrir casi todo el campo visual. Este punto ciego se conoce como escotoma. A otros se les nubla la visión, ven destellos de luz, zigzagueos o una rueda giratoria. Se cree que estos desórdenes se deben al estrechamiento de los vasos sanguíneos que alimentan al cerebro, lo que significa que éste recibe menos sangre. Otros síntomas causados por la restricción del flujo de sangre son una sensación de entumecimiento, que casi siempre inicia en un lado de la cara o en un brazo, y después una debilidad en la misma parte del cuerpo. Muy rara vez, las personas pierden el conocimiento y sufren desmayos (consulte el relato de Joelle en la página 36).

Cuando se presenta un dolor de cabeza, normalmente está en el lado del cuerpo que no ha sido afectado por la debilidad o el entumecimiento. Los pacientes a menudo se sienten confusos, incapaces de pensar con claridad o de hablar con coherencia. Pueden sentirse mareados y no toleran la luz, los sonidos o los olores.

A veces, los pacientes experimentan durante el aura un cambio en la percepción de los objetos que los rodean. Por ejemplo, una tetera puede verse más grande o más pequeña de su tamaño real. Puede parecer lejana o inclinada, cuando está perfectamente vertical. Los pacientes ven cosas que no están ahí, sienten que han crecido o empequeñecido. Lewis Carrol, autor de *Alicia en el país de las maravillas*, sufría de migraña. Se creía que algunas de las experiencias de Alicia fueron una recreación de sus propias migrañas, pero parece que sólo comenzó a padecer esta dolencia después de haber escrito el libro. Tal vez, junto con su gran imaginación y talento de escritor, poseía el don de la premonición.

No se sabe cuántas personas sufren de alucinaciones leves y ven cosas que no están ahí o experimentan que los objetos cambian de tamaño y forma. Es lamentable que muy pocas personas lo admitan, por miedo a ser tildadas de extrañas o, lo que es peor, de enfermas mentales. Pero cuando se considera el aura desde un punto de vista científico y se comprende que todos estos efectos son simplemente una consecuencia del restringido flujo de sangre al cerebro, no parece peculiar en absoluto. Algunas personas sufren una constricción leve de los vasos sanguíneos, mientras que otras enfrentan una constricción más intensa, de ahí los extremos de la experiencia.

Dolor de cabeza y síntomas asociados

El aura puede durar de 20 minutos a una hora y normalmente, pero no siempre, se presenta después un fuerte dolor de cabeza que comienza en un lado de la cabeza y después se generaliza; comúnmente le acompañan náuseas, vómito y diarrea. Como con la migraña sin aura, los pacientes aquejados por este tipo de migraña pueden ser muy sensibles a la luz, el sonido y los olores. Es común la sensibilidad en la cabeza o el cuello durante o después de un ataque.

Tratamiento

Durante años, los pacientes han probado todo tipo de tratamientos con terapias basadas en medicamentos y otras opciones. Conforme lea las historias contenidas en este libro, verá que lo que funciona para algunos puede ser inútil para otros. Algunas personas encuentran una solución para sus migrañas con facilidad, a través de su médico o especialista. Otros tropezarán con una terapia alterna que les funcione. Algunos más agotarán la experiencia médica y tocarán en vano las puertas de todos los terapeutas alternos. Esto se debe a que la migraña tiene causas tan diferentes, que es distinta para cada persona.

David, en el relato siguiente, cifra sus esperanzas en la matricaria, una planta que ha ayudado a una gran cantidad de pacientes de migraña. En el capítulo XIII se analizan las terapias alternas que han ayudado a los pacientes. Las terapias con medicamentos han ayudado a muchos pacientes a manejar su migraña. Pero existe la posibilidad de efectos secundarios, por lo que debe tenerse mucho cuidado. Es obvio que los beneficios deben pesar más que los efectos secundarios indeseables para que valga la pena tomar los medicamentos. Pero recuerde que muchos medicamentos para la migraña son muy eficaces y han cambiado la vida de pacientes con migraña grave. Si no funcionan las pastillas que le recetó el médico, no se deshaga de ellas ni se dé por vencido. Hable nuevamente con él. Déle la oportunidad de algo distinto. Si él no encuentra una solución, pídale que lo asigne a un neurólogo o a una clínica para la migraña. En el capítulo X se analiza con mayor detalle esta parte del manejo de la migraña. Si quiere comprender con claridad lo que es el aura, lea la historia de David.

David

Sucede en una de dos formas. Una pequeña mancha justo al frente que después se expande como una letra C y se desplaza a una u otra esquina de mi visión. O de repente percibo un espacio en blanco a un lado de mi visión. En este punto, veo líneas y puntos entrecruzados frente a mis ojos.

Aunque no puedo enfocar en forma correcta, no pierdo la visión por completo, puedo ver alrededor de los puntos, y cuando se termina de formar la C, puedo ver a través del centro. Algunas veces tengo náuseas, aunque son leves.

El aura puede durar hasta media hora. Le sigue un dolor de cabeza, pero no siempre. A veces, me siento estúpido. Me confundo y no puedo concentrarme. Sé lo que quiero decir, pero las palabras no salen como deberían. También siento entumecimiento. Este puede venir solo, sin el aura o algo más. El entumecimiento comienza en un lado, se extiende y luego desaparece. La migraña llega después.

En el pasado, la migraña nunca afectó realmente mi trabajo o mi vida social. No era muy frecuente. Durante los tres años anteriores, padecía diez ataques en un mes. Hace un par de meses comencé a tomar matricaria. Tuve cuatro ataques el mes pasado y después de una quincena, en este mes, no he tenido ninguno. Así que tengo esperanzas de recuperarme.

Es sorprendente cuántos pacientes con migraña son aptos para los deportes y los practican con entusiasmo. Jane, de trece años de edad, es muy flexible y talentosa, al grado de que una gimnasta de alto nivel le dijo que si entrenaba se podría convertir en profesional. Aunque Jane no quiere tomarlo en serio, está muy comprometida con los deportes y, en particular, con la gimnasia.

Jane

Mi visión se torna muy borrosa. Es como si tuviera una película frente a mis ojos. La luz se arremolina. Esto sucede alrededor de media hora y después se presenta el dolor de cabeza. Algunas veces, si en este punto tomo una aspirina, no me da dolor de cabeza, pero en otras ocasiones no hay diferencia. Me sube la temperatura y siento cansancio en los brazos y las piernas. El dolor de cabeza no lo siento sólo en la frente, sino en todas partes. Es como tener dolor de cabeza en los brazos y en las piernas. No soporto los sonidos, ni las pisadas ni otra cosa. Percibo las pisadas en mis brazos. Siento muchas náuseas. No me gusta que me hablen, porque el sonido es muy fuerte. Si intento hablar me mareo. No puedo ingerir nada, ni siquiera agua. Las molestias persisten durante dos o tres horas y después me duermo.

Trato de no rendirme. El otro día tuve el aura en la mañana. Tomé una Disprina y desapareció. Fui a la escuela. Una amiga y yo iríamos al gimnasio en la tarde. En cuanto me despedí de mi mamá, sentí que algo extraño ocurrió con mis ojos. Percibí los remolinos y un leve dolor de cabeza. Traté de ignorarlo. Cuando estaba en el gimnasio fue más fuerte el dolor de cabeza y me subió la temperatura. No quería practicar los ejercicios en la barra porque estaba preocupada. Traté de pararme de cabeza pero la sentía muy pesada y no podía impulsarme porque los brazos me dolían. Le pregunté a la entrenadora si podía sentarme porque tenía migraña; ella fue muy amable y me lo permitió. Fui al baño y sentí náuseas dos veces. Me lavé la cara y salí otra vez. Una niña pequeña con la que había practica-

do me miró y dijo: "¡Uf, tu cara está muy verde!" Me aterrorizaba el viaje en automóvil. Resiento mucho estos viajes. Tenía miedo de sentir náuseas. ¡Es tan embarazoso! Cuando mi amiga me dijo que era hora de ir a casa, fui al baño y yo misma me provoqué el vómito. Pensé que si lo hacía entonces, estaría bien en el camino a casa. Todos estaban muy callados en el auto porque creo que captaron el mensaje de que no quería hablar. Me siento culpable cuando eso sucede. Seguí conteniéndome para no vomitar. Cada vez que tragaba, la náusea iba y venía. Mi cabeza palpitaba, pero mis ojos ya estaban bien y veía normal. Cuando llegué a casa me fui directo a la cama.

Jane, cuyas migrañas comenzaron cuando tenía 10 años, las padece cada dos meses.

Joelle, quien también sufre de migraña clásica, tiene una historia diferente que contar. Ahora tiene 81 años, pero ha sido víctima durante 60 años. Las migrañas de Joelle son tan singulares que su especialista le dijo que sólo había leído de un caso como el de ella el cual sucedió en Australia.

Joelle

Mis migrañas no siguen un patrón. En un mes tenía seis ataques, el siguiente, dos o tres. De un modo u otro, nunca he tenido un ataque sin aura.

Comienza con un desajuste visual. Si miraba un rostro, de repente me daba cuenta que no lo veía completo. Veía tres cuartas partes. De pronto, emerge un diminuto punto de luz y se hace cada vez más grande. Después se mueve en zigzag, hasta que cubre prácticamente todo mi campo visual. Crece cada vez más, hasta que es casi un círculo. Nunca alcanza a ser un círculo completo. A continuación, se debilita poco a poco.

Después de esto, solía tener un intenso dolor de cabeza, pero en la actualidad el dolor no es tan fuerte y algunas veces no aparece en absoluto. Durante mis 60 años de migraña, me he desmayado doce ocasiones. Una vez me desmayé en un centro comercial y desperté en un hospital.

La migraña me ha afectado siempre en la nuca. Incluso el día de mi boda me aseguré de tener Cafergot en el bolsillo de mi vestido. Me han recetado diversas pastillas, pero soy alérgica a los medicamentos, por lo que trato de sonreír y soportarla.

Aunque ocurren rara vez, me aterrorizan los desmayos. Cuando trabajaba, estaba a cargo de las telefonistas. Si tenía una advertencia, les decía a las muchachas que iba a tener un ataque de migraña y que me retiraría al baño. Me daba miedo desmayarme delante de ellas. Una vez me sucedió y perdí mi trabajo. Dieron excusas tontas al notificármelo. Me sentí destrozada por ello. Tiempo después comprendí que a las muchachas les preocupaba tanto que me desmayara, que no querían que yo trabajara ahí.

Cuando tengo el aura, apago todo y tomo asiento cómodamente, alejada de todo lo que pudiera romper si me desmayo. Veo la hora y sé que pasarán unos 20 minutos para que me pueda sentir segura otra vez. No siempre funciona de esa manera. Hace dos años me desmayé en el corredor. Creo que iba a la cocina a apagar la estufa; estaba cocinando. Cuando me recobré, estaba en el piso atrapada entre las puertas y no podía levantarme. Debo de haber estado tirada durante dos horas. Mi vecina llamó una ambulancia. Sufrí una fractura triple de la clavícula.

Si tengo el aura y estoy en la calle me cuesta mucho trabajo controlarme. Me digo a mí misma: "Dios, déjame llegar a casa a salvo." Además de cualquier herida, no soporto exhibirme. No me subo a un autobús o a un vehículo hasta que me recobro, en caso de un desmayo.

Si hay un lugar en el que me pueda sentar, lo hago hasta que me siento mejor. Por ejemplo, si el aura comienza en la iglesia, me salgo. Si no puedo salir a tiempo nunca volveré a ese lugar. Siento que si me desmayara estaría exhibiéndome. Sé que es una tontería. Las personas me dicen que no me preocupe, sin embargo, lo hago. De pequeña era callada y nerviosa. Estuve ocho años como huésped en un convento y salí consciente de lo que debo hacer y lo que no. Siempre he sido una persona tensa. Creo que tengo que hacer algo al respecto, pero eso no va a cambiar. No ahora. No con esto siguiéndome a todas partes.

Para un paciente que sufre migraña con aura, el diagnóstico temprano es una bendición. No sólo se asegura de no tener un tumor cerebral o un problema visual serio, sino que le tranquiliza saber que no padece algún tipo de locura.

Susan

La primera vez pensé que me estaba quedando ciega. Estaba muy asustada. Fue justo antes de cumplir 21 años. Estaba en el trabajo, hablando con una colega; mientras la miraba, ella y la luz desaparecieron. Sólo veía la mitad de su rostro. Pensé: "No veo." Fui a casa muy espantada y un médico me visitó a la mañana siguiente. De inmediato me diagnosticó migraña. Tuve suerte. Al menos supe lo que era y confirmé que no había nada malo con mi vista.
Eso fue hace 32 años. Comencé por tener ataques clásicos. Las cosas cambiaban de color. Primero veía destellos de luz y entonces el dolor de cabeza se presentaba en media hora. Cuando me recetaron ergotamina, sentía agujas y alfileres en la cara. Durante un tiempo, no podía hablar correctamente. Era como si la migraña estuviera en mi boca y hablaba puras tonterías.

Cuando tenía 35 años, empezaron las migrañas comunes. Las tengo cada 15 o 21 días y duran tres días cada vez. Tengo dolor bajo mi hombro derecho y siento venir la tensión. Después, el dolor es en el cuello y detrás del ojo derecho y en todo un lado de la cabeza. Comienzo a sentir náuseas y a bostezar. Me siento muy cansada, no puedo mantenerme despierta y el dolor empeora.

Vivo en Northants, y trabajo en Londres, así que es un viaje largo todos los días. Cuando siento que se aproxima un ataque, me preocupa cómo llegar a casa. Me pongo muy tensa y esto empeora las cosas. En el trabajo son muy comprensivos, pero me cuesta mucho esfuerzo planear mis actividades. No puedo hacer planes porque no sé cuándo se va a presentar la migraña. Odio pasar mucho tiempo fuera del trabajo. Tengo que ponerme al día cuando vuelvo. Casi siempre, las personas creen que es sólo un simple dolor de cabeza. No se dan cuenta de lo enferma que estoy. No es el tipo de dolor que pueda soportarse.

Me he recostado en los asientos del autobús y he pensado: "Quisiera que me arrestaran, porque no puedo hacer este viaje sola a la casa." Una vez estuve a punto de entrar a la estación de policía para pedirles que me encerraran por una noche, porque me sentía muy mal. Pero me recobré, tomé el autobús y me recosté en los asientos traseros. Al conductor no pareció importarle. Nadie pensaría hacer eso en una situación normal. Pero cuando se tiene migraña, se siente que algo completamente ajeno se apodera de uno.

No es raro que los pacientes comiencen a sufrir de migraña con aura y después migraña sin aura. Algunas veces los ataques de migraña se vuelven menos frecuentes al punto de casi desaparecer. Algunas veces desaparecen por completo. Peter es afortunado, ya que sus ataques se volvieron mucho menos frecuentes después de su adolescencia, al grado de que ahora los tiene una o dos veces al año, y tal vez menos. Una experiencia que fue muy intimidante en la niñez ahora está matizada con algo de humor.

Peter

Al principio los tuve a los catorce años de edad. Eran muy malos. Solía tenerlos al menos una vez a la semana. Tenía visiones extrañas frente a mis ojos, y destellos de luz. Solía escuchar sonidos extraños y tener un olor muy peculiar bajo la nariz. No soportaba ningún olor, y los sonidos y la luz también me desquiciaban. Esta situación alteró bastante mi vida escolar. Era difícil que me concentrara. A veces tenía ataques en el salón de clases. No sabía qué me sucedía, los maestros tampoco. Francamente no tenía idea de qué me había golpeado. Solía sentirme terrible la mitad del tiempo y no sabía por qué.

Tres años después de mi primer ataque, acudí al Hospital General en Birmingham y me hicieron exámenes. Me dijeron que tenía una forma de migraña clásica.

Un día, jugaba con un amigo en el salón de carpintería, cuando tuve una de estas migrañas. Estaba en el guardarropa, con la cabeza sobre la mesa, sintiéndome fatal y frente a mí estaba un muchacho que se veía tan mal como yo me sentía. Le pregunté: "¿Qué te pasa?"

Contestó: "Mi padre acaba de fallecer."

Pensé: "Dios mío, y yo quejándome por la migraña."

Capítulo III
MIGRAÑA MENSTRUAL

Nuevas definiciones

Muchas mujeres relacionan la migraña con su ciclo menstrual. Sin embargo, hay una diferencia entre la migraña *relacionada con* la menstruación y la verdadera migraña menstrual, por lo que la City of London Migraine Clinic stableció una definición que clasifica estos dos tipos de migraña.

Verdadera migraña menstrual

Se presenta regularmente entre dos días antes del sangrado y tres días después del inicio del sangrado. Sólo 10% de las mujeres con migraña sufren de verdadera migraña menstrual, la cual se presenta como resultado directo de los cambios hormonales durante la menstruación. Algunos médicos creen, que este grupo de pacientes puede aprovechar la terapia hormonal, como el parche de estrógenos u otras formas de terapia de sustitución de hormonas.

Migraña relacionada con la menstruación

Una porción mayor de esas mujeres, 35%, sufren de migraña relacionada con la menstruación. Estas mujeres regularmente tienen ataques entre dos días antes del sangrado y tres días después del inicio del sangrado, pero también en otras ocasiones.

Las mujeres que sufren de migraña relacionada con la menstruación normalmente también tienen otros síntomas premenstruales. Entre ellos, retención de fluidos, inflamación asociada con el aumento de peso, tobillos inflamados, pechos sensibles y baja resistencia a infecciones y alergias. La retención de fluidos se trata con pastillas especiales conocidas como diuréticos y éstas ayudan con la migraña. Lo que aqueja mucho a este grupo, en relación con la migraña, son los cambios de azúcar en la sangre. Aunque es probable que a las mujeres aquejadas por la migraña relacionada con la menstruación no les sirva la terapia hormonal, hay muchas opciones sin medicamentos que les pueden funcionar.

Es mucho más probable que las mujeres que padecen migraña sin aura se vean más afectadas por cuestiones hormonales, que las mujeres que sufren de migraña con aura. Algunas mujeres que padecen migraña con aura pueden tener ataques de migraña sin aura relacionados con la menstruación.

Trátese usted misma

De modo que, ¿cómo se ayuda usted misma si tiene una alteración hormonal?

Azúcar en la sangre, dieta y patrones de alimentación

La consideración más importante es el nivel de azúcar en la sangre. Una gota de sangre con azúcar puede causar migraña en cualquier momento del mes, pero durante los momentos sensibles de la menstruación las mujeres que padecen migraña son muy vulnerables.

42

La Dra. Katharina Dalton es conocida por su trabajo sobre el síndrome premenstrual. En su libro *Once a Month* (*Una vez al mes*), explica la caída de los niveles de azúcar en la sangre:

Para asegurar que el azúcar en la sangre permanezca siempre dentro del nivel óptimo, contamos con dos mecanismos reguladores: uno superior y uno inferior. Estos mecanismos evitan que el nivel de azúcar se vuelva demasiado alto (hiperglucémico) o demasiado bajo (hipoglucémico); en tales casos estaríamos en peligro de perder la conciencia o de morir. El azúcar en la sangre se mantiene al comer carbohidratos, los alimentos que proporcionan energía, los cuales comprenden los almidones (harina, papa, avena, centeno y arroz) y los azúcares. El efecto de ingerir azúcares es provocar una elevación y un descenso rápido en el nivel de azúcar en la sangre, mientras que la ingestión de almidones provoca un ascenso más sostenido. Si ingerimos una gran cantidad de carbohidratos en una comida, se activa el mecanismo regulador superior, hay una elevación súbita de insulina y se abre una válvula, que libera el azúcar adicional en la orina. Por otro lado, si hay un intervalo grande sin alimento y disminuye el nivel de azúcar, se activa al mecanismo regulador inferior. Esto provoca un flujo repentino de adrenalina, lo cual moviliza una parte del azúcar almacenada en las células, la cual pasa a la sangre de modo que el nivel de azúcar en la sangre está otra vez a un nivel óptimo. Sin embargo, cuando el azúcar sale de las células, éstas se llenan de agua y esto es responsable de la retención de líquidos, la inflamación y el aumento de peso.

La adrenalina es la hormona que moviliza las defensas del cuerpo contra "el miedo, el combate y la fuga", y este flujo súbito de adrenalina puede bastar para activar un ataque repentino de irritabilidad, migraña, pánico o epilepsia. A algunas personas les provoca debilidad, estremecimiento o palpitaciones. Por otra parte, también hay personas afortunadas que soportan largos ayunos, ya que ignoran que han alcanzado el nivel básico de azúcar en la sangre, y obtienen energía renovada de su propias reservas de azúcar.

En este momento del mes, debe mantenerse un nivel correcto de azúcar en la sangre y también necesita estar atenta de cualquier tipo de comida que pueda activar la migraña. Antes de su periodo, no debe dejar pasar más de tres horas sin alimento después de levantarse, y asegurarse de que el tipo de alimento es adecuado. Las proteínas son buenas, así como los carbohidratos. Lleve bocadillos consigo si viaja y no sabe qué tipo de comida estará disponible. Las comidas frecuentes y frugales son mejores que las comidas irregulares y abundantes.

Tenga cuidado con las situaciones atareadas. ¿Va a organizar una boda o una cena? ¿Todos sus parientes van a pasar la Navidad con usted? Es muy común que las mujeres cocinen grandes cantidades de apetitosa comida para otros, pero también que estén tan ocupadas que no coman nada durante largos periodos. "Estoy tan atareada que no tengo tiempo para un bocado", es la queja de muchas anfitrionas ansiosas. El resultado también es común: los invitados engullen felices (aunque ligeramente culpables) las extravagancias culinarias, mientras la anfitriona está en la recámara, atrapada en los brazos de una migraña monumental. No permita que esto le suceda, mucho menos ahora que lo sabe.

Si está a dieta, puede llevar una que incluya mucha fruta fresca, vegetales y ensaladas al igual que pan, galletas, arroz y pasta que le funcione, pues esto tiende a mantener estable el nivel de azúcar en la sangre. Desayune siempre y si la migraña perdura, puede ser debido a que ha pasado sin alimento más tiempo del normal. Intente levantarse a buena hora para comer algo y después vuelva a descansar, o tenga un bocadillo al lado de la cama. Un buen libro que le ayudará a controlar su migraña a través de la dieta es *The Migraine Guide and Cookbook* (*Guía y recetario para la migraña*) de Josie Wentwoth, quien también es víctima de la migraña.

Cuando analice el nivel de azúcar en la sangre, también tiene que considerar lo referente a la energía, como señala la Dra. Dalton:

> Uno debe considerar no sólo el intervalo entre comidas, sino la cantidad de energía empleada durante el intervalo, porque entre más energía emplee, más rápido disminuye el nivel de azúcar en la sangre. Ayunar durante la noche es a menudo, la causa de un ataque de migraña al despertar, y algunas pacientes de migraña dicen que no pueden dormir mucho en vacaciones o los fines de semana porque despiertan con dolor de cabeza. Es probable que se presente la migraña si, después de la comida, practica un deporte enérgico o una caminata vigorosa y no consume alimentos antes de retirarse a dormir.

De modo que el esfuerzo físico tiene algo que ver. Es obvio que no puede ingerir alimentos en abundancia y ponerse a jugar squash o tenis de inmediato. Pero, si sabe que va a practicar algún deporte, prepárese. Coma algo nutritivo una hora antes, y asegúrese de tomar al menos un bocadillo nutritivo inmediatamente después. Debe evitar jugar tenis justo después del trabajo y llegar a la cocina un par de horas más tarde preguntándose qué preparar para cenar, sin haber probado bocado desde el almuerzo.

Del mismo modo que debe prepararse para el deporte, debe hacerlo para el sexo. Existe la migraña postcoito y no tiene nada que ver con el romance, la pasión emocional o dejar el cigarro. Tiene que ver con el azúcar en la sangre. Si va a hacer el amor, ocúpese de la comida, igual que de los preservativos. Considérelo otra precaución, y puede darle un tinte exótico, como comer salmón ahumado o camarones. ¡Eche a volar su imaginación!

No sólo debe vigilar el azúcar en la sangre si sufre de migraña relacionada con la menstruación. Los alimentos que consume en otras ocasiones durante un mes pueden activar la migraña en la época menstrual sensible. Se cree que los niveles cambiantes de hormonas durante este periodo tienen este efecto. Para más información sobre la posible susceptibilidad a los alimentos consulte el capítulo IX.

Otros tratamientos

La piridoxina, o vitamina B6, se receta con frecuencia para tratar el síndrome premenstrual; puede ser útil como auxiliar contra la migraña relacionada con la menstruación. Sin embargo, debe tener cuidado de mantenerse dentro de la dosis recomendada, ya que una sobredosis puede causar problemas neurológicos. El aceite de prímula también se ha utilizado con éxito para contrarrestar los síntomas del síndrome premenstrual. Este aceite es rico en ácidos grasos esenciales y, en particular, contiene ácido gamma linoleico (AGL); esta sustancia ayuda a construir membranas saludables en todas las células del cuerpo y produce prostaglandinas, las cuales regulan la presión sanguínea, la función cerebral y la condición de la piel. Las mujeres que sufren del síndrome premenstrual pueden tener niveles bajos de ácidos grasos esenciales y prostaglandina E1; esto puede provocar un exceso de la hormona femenina prolactina, la cual produce cambios en el humor y en el metabolismo de los fluidos. El aceite puede amortiguar estos síntomas. Muchas mujeres encuentran que tomar a diario piridoxina y cápsulas de aceite de prímula ayuda a contrarrestar los síntomas premenstruales y reduce la intensidad de los ataques de la migraña relacionada con la menstruación.

Pero, ¿cómo afecta la migraña menstrual la vida de las personas? El lado menos malo de las verdaderas migrañas menstruales es que aparecen dentro de un limitado lapso.

Si sus periodos son regulares, puede predecir, dentro de un periodo de un día o dos, cuándo sobrevendrá el ataque. La ventaja es que puede planear recostarse en ese momento, y lo mejor es que tiene la certeza de saber cuáles días no tendrá migraña.

La migraña relacionada con la menstruación no es así. En muchos días del mes existe la posibilidad de migraña. La frecuencia de los ataques, junto con la incertidumbre de cuándo ocurrirán, puede devastar la vida de las personas.

Sara es músico profesional; es maestra y ejecutante. Por desgracia, el día en que su trío fue invitado a tocar en la radio, ella tuvo un intenso ataque de migraña.

Sara

En la escuela obtuve calificaciones bajas, estaba bajo gran presión y me sentía muy tensa. Una mañana desperté y tenía un dolor cegador en el lado derecho de mi cabeza. Normalmente me atacan en ese lugar. Sentía náuseas y tuve que tomar los analgésicos que me funcionaban en esa época. Creo que fue mi primera migraña. Desde entonces, he tomado tantos de esos analgésicos que han perdido su efecto. Así que ahora tengo que esperar a que surtan su máximo efecto, lo cual es un proceso largo y arduo, sobre todo si estoy en el trabajo. Los ataques se relacionan con la menstruación. Antes de tener el periodo, tengo muchos dolores de cabeza. Los tengo en el momento de la ovulación, al inicio, durante y especialmente al final del periodo. Así que, en realidad, estoy muy mal tres de cada cuatro semanas y sólo una semana puedo confiar que estaré bien.

Si interrumpo al ataque a tiempo, puedo minimizarlo. Pero el problema es que la mayoría de mis migrañas inician a mitad de la noche, cuando estoy dormida. Me duermo con rapidez y no me percato de las señales de advertencia. Es probable que comiencen a las cuatro de la mañana y yo despierto a las siete. El dolor detrás de ambos ojos hace que me duelan cuando los muevo. Siento muchas náuseas. Después de unas tres horas, el dolor se va de los ojos y se concentra en un lado de la cabeza. Para este momento, las náuseas son muy intensas, lo que crea un problema al tomar analgésicos, porque a los pocos minutos de tomar algo, la sensación se intensifica y vomito las pastillas.

Mi médico me recetó Stemetil pero, con toda franqueza, no me ayuda en absoluto. Incluso tragar una pequeña pastilla como esa me provoca náuseas otra vez.

El dolor se asienta en el lado derecho de la cabeza y se mantienen durante todo el día. Se vuelve muy desagradable para la hora del té. Llega al máximo cuando no soporto mirar ninguna luz o la televisión ni el ruido más mínimo. Tengo que permanecer en un cuarto oscuro.

Si pudiera, no haría nada. Muchas veces he tenido que participar en un concierto con un dolor terrible, apenas puedo enfrentarlo. La música es muy difícil; el sonido puede intensificar el dolor. Soy flautista, lo cual requiere soplar mucho y eso agrava la migraña.

El año pasado, mi trío de flautistas fue invitado a tocar en una estación de radio y era una tremenda oportunidad. Pero, como siempre, me desperté esa mañana con una terrible migraña. Me atiborré de analgésicos sin exceder la dosis recomendada, y no sé cómo salí de esa. Por suerte, las pastillas de Solpadeina que tomo contienen cafeína y eso parece mantenerme en la lucha. Tuve que tocar con lentes oscuros porque mis ojos estaban muy mal. Toco de memoria: es imposible el esfuerzo físico de tratar de leer un montón de puntos cuando tienes migraña. He aprendido a concentrarme cuando estoy enferma y me esfuerzo mucho porque sé que no estoy funcionando bien. La presentación en la radio fue satisfactoria.

El sábado es el día en qué más me ataca la migraña; estoy muy ocupada porque doy lecciones de música todo el día y tengo concierto en la noche, así que no me puedo relajar en absoluto. Tengo que salir un rato a mitad de la clase, debido a las náuseas. Algunas veces tengo que hacerlo en el intervalo, durante un concierto.

También canto en un coro. Tengo una voz muy potente y siempre doy mi máximo esfuerzo. Creo que ese podría ser uno de los problemas. Cuando canto en el coro, los viernes por la noche, canto con mucha potencia y la paso muy bien. Pero después, como dije, el sábado es el día más probable para despertarme con migraña.

Las vacaciones pueden ser un problema para las personas que padecen migraña. El viaje mismo puede iniciar una migraña, y no hay nada peor que tener un ataque fuerte lejos del entorno familiar. Joanna describe tal ataque; muchos pacientes con migraña también pueden reconocer su patrón de alimentación.

Joanna

Fuimos a una isla desde Ibiza y era la mitad del verano. Hacía mucho calor. Se suponía que iríamos a lo que el folleto llamaba "una villa adorable". Más bien parecía un gallinero. El viaje fue largo: primero el avión, después del cual tuvimos que esperar dos horas en el calor y luego viajar en el ferry a ese lugar. La migraña apenas comenzaba y tuve que ir a recostarme a la recámara. La ventana tenía ranuras y mi esposo tuvo que correr para conseguir un médico porque yo estaba sufriendo convulsiones. Alucinaba. Mi esposo comentó que yo decía cosas raras. Sólo hablaba tonterías. Es probable que fuera una combinación del calor y la migraña. Mi hijo sacaba hielo del refrigerador para refrescarme. Por fin llegó el médico y me puso una inyección. Ese ataque duró unos dos días. Después nos trasladaron a una mejor villa y me calmé. Pero lo anterior fue borrendo.

Mis migrañas comenzaron al mismo tiempo que mis menstruaciones, a los catorce años de edad. Las tengo en el momento de ovular o en el periodo; algunas veces en ambos. Un típico ataque comienza cuando siento que llega el dolor de cabeza. Siempre es en un lado de la cabeza; normalmente sobre el ojo. Empeora hasta que siento muchas náuseas y mareos. Trato de sobreponerme, pero si es una migraña intensa, no puedo. Tengo que acostarme. Vomito terriblemente y tengo diarrea muy fuerte. Parece que recorre todo mi sistema. Es como si empezara en la cabeza y se abriera paso por todo el cuerpo. Normalmente dura dos días completos: 48 horas. El dolor es tan fuerte que casi me golpeo la cabeza contra la pared. No ingiero nada para las náuseas porque eso justamente parece aliviarlas. Las náuseas continúan, pero el dolor en la cabeza es tan fuerte que el vómito deja de preocuparme. Una vez que cede el dolor, me toma un día estabilizarme, porque me siento muy débil y siento las piernas como gelatina. Al siguiente día ya estoy bien, de vuelta a la normalidad.

He notado que justo antes del ataque me siento muy bien. Enérgica y eufórica. Eso también me sucede cuando acabo de tener un ataque. Mi esposo dice que "estoy en lo alto".

He analizado todo tipo de alergias a la comida. No como chocolate, queso con grasa o cosas así. Elijo bien mis alimentos. Como mucha ensalada, vigilo mi peso: soy bastante delgada y así quiero permanecer. Así que no me atraganto de comida. Durante el día sólo como bocadillos. En el desayuno ingiero cereal o pan tostado.

Después no como nada sustancial en el almuerzo, y nunca me siento a descansar. Trabajo medio tiempo, y cuando termino hago ejercicio con mi perro. A menudo me llevo una manzana en la mañana, y pruebo un poco de queso cottage al llegar a casa. Pero después como bastante en la tarde.

Alison afirma que es una persona muy consciente y quiere hacer todo lo mejor posible. Cuando era niña se mareaba al viajar, comenzó a tener migraña en su adolescencia y la tuvo durante su embarazo. La padece al ovular, antes y durante el periodo. Ha probado la osteopatía y la acupuntura, pero sin éxito. La matricaria la empeoró, pero le funcionan las preparaciones con cafeína y dice que siempre come poco y con frecuencia. La migraña ha delimitado seriamente su vida.

Alison

Complica mucho hacer planes o arreglos. Tenía cabras, no muchas: sólo las suficientes para proporcionar leche a mi familia y a uno o dos vecinos. Pero tuve que abandonar eso porque me enfermaba a menudo y era mucho esperar que otra persona se hiciera cargo. En este momento tomo Cafergot cuando tengo migraña. También Sanomigran y amitriptilina todas las noches. Las dosis son altas. He tenido una racha de mala suerte. Creo que estoy en una época de cambios y mis hormonas están confundidas.

Tengo una migraña fuerte una vez al mes; típicamente, el primer día de mi periodo, pero algunas veces un día antes. Casi siempre me despierto con una. Si tomo medicina a tiempo, puedo prevenirla o que sólo dure hasta las cuatro de la mañana, pero si no la tomo a tiempo, se prolonga durante 24 horas.

El dolor comienza sobre el ojo izquierdo. Es un dolor agudo y a menudo sigue el ritmo de mi corazón. Tam-

bién tengo palpitaciones. Es un tipo de dolor rítmico que va del lado de mi cabeza a mi oído, y algunas veces hasta el cuello y el hombro. Generalmente me mareo, me duele todo y tengo un poco de náusea. Esto normalmente crece hasta que vomito, aunque tome Stemetil. Normalmente vomito cinco o seis veces. No puedo dormir ni hacer nada. Sólo me recuesto con la cabeza sobre la almohada. Después, comienza a desaparecer poco a poco al anochecer. Puedo dormir esa noche, y para la mañana se ha ido por completo.

No puedo erguirme, me desagrada el sonido, pero no tanto como la luz y que las personas caminen o sacudan la cama. No como ni bebo nada, porque comienzo a sentir náuseas. Si lo hago, sigo bebiendo hasta vomitar, porque vomito tanto que ya no tengo nada que arrojar; es más fácil si tengo algo en el estómago. Las náuseas hacen que el dolor sea peor. Cualquier movimiento agrava el dolor, así que trato de mantenerme lo más quieta posible. También intento relajarme practicando yoga y meditación.

Mi familia me vigila para ver si necesito algo. Si les contesto con un gruñido saben que estoy bien. Estoy consciente que ellos están ahí, pero cuando el dolor es muy fuerte, hasta hablar duele. Son muy comprensivos. Al principio, mi esposo se sentía tan frustrado e impotente de no poder hacer nada, que se enojaba conmigo. Eso por supuesto, no ayudaba. Pero ahora es muy comprensivo. Se ha acostumbrado a mis migrañas y me ha acompañado con varios médicos. He probado casi todo lo que existe.

Aunque estoy fuera de acción uno o dos días al mes, la mitad del mes no trabajo a toda mi capacidad. No tengo migraña, pero tampoco la olvido. Me cuesta trabajo concentrarme o planear algo. Día a día, mi energía se consume en hacer lo básico. Si tengo que hacer algo fuera de lo normal, me desestabiliza y me lleno de pánico.

Me siento muy afortunada con mis actuales médi-
cos. Si tengo una migraña realmente grave —he pade-
cido algunas que no responden al Cafergot y continúan
durante dos o tres días— los médicos vienen y me
administran morfina. Es maravilloso saber que tienes
ese respaldo cuando estás desesperada. Creo que soy
muy afortunada al encontrar un médico así.

En casi todos los aspectos, las migrañas de Denisse son de las relacionadas con la menstruación, ya que se presentan al ovular, justo antes, durante o después de sus periodos. Ella las tiene dos veces al mes. Siente que, con el paso de los años, el vómito le ha causado otros problemas.

Denisse

El dolor de cabeza dura 24 horas y el vómito a veces
continúa otras 12. Normalmente termino de rodillas
con el cabeza en el inodoro. También mis intestinos se
aflojan. Es como si mi sistema arrojara todo por ambos
extremos.

Estuve en el hospital para un examen. Me encon-
traron una úlcera que ya había sanado. Creo que el
vómito durante años me provocó esa úlcera. Todavía
siento dolor en el estómago. Es como si mi estómago no
tuviera ninguna capa protectora. Nunca he padecido
del estómago, todo lo ha provocado el vómito.

Como se pueden imaginar, me da miedo que cada
mes me ataque la migraña. No tiene caso tomar pasti-
llas, ya que ni así puedo controlarla. He tratado de
tomar pastillas cuando siento el aura, perolo único que
logro es retrasarla; después se desliza dentro de mí o
despierto con ella. Lo que más odio no es la migraña en
sí, sino saber que me va a dar. Cuando el aura se pre-
senta, sé que no hay marcha atrás. No puedo describir
el miedo que siento.

Debo agregar que después del dolor de cabeza y me recobro de la debilidad, camino por la casa y me siento regenerada. Algunas veces me pregunto si sólo es el alivio de que el dolor de cabeza se haya ido.

Recuerdo el festival Garden en Liverpool. Una vecina y yo habíamos comprado boletos. Llevé a mi hija. En el camino sentí que la migraña se acercaba. Sentía náuseas al descender del autobús. Después tuvimos que abordar otro autobús. Pasé todo el día recostada en el césped. Estaba ahí y todo mundo pasaba a mi alrededor. Era un gran festival —una gran atracción turística— y yo tendida en el césped desde temprano en la mañana hasta las seis de la tarde. Vomité una o dos veces. Recuerdo caminar de forma tambaleante. Era lo que más temía: estar desamparada con migraña en un lugar lejano.

Sé que es terrible decirlo, pero algunas veces sería mejor estar completamente discapacitada en una silla de ruedas, porque de ese modo uno conoce sus limitaciones. Pero con la migraña, sólo esperas poder seguir con tu vida normalmente. Creo que los médicos son las personas menos compasivas, dicen: "si no te mata, tienes que aprender a vivir con ella."

Capítulo IV
`ckQué ocurre durante el embarazo?

Embarazo

A grandes rasgos, 80% de las mujeres que padecen migraña no tienen un ataque durante el embarazo. Normalmente son pacientes que sufren migraña sin aura y ésta desaparece alrededor del cuarto mes. Sin embargo, la migraña de muchas mujeres empeora en los primeros tres meses del embarazo y después mejora. Es probable que esto suceda en mujeres cuyas migrañas se relacionan con la menstruación. La razón podría ser que, durante el embarazo, un aumento en el nivel de las hormonas de estrógenos reemplaza el aumento y la disminución de las hormonas durante el ciclo menstrual. O, como escribe la Dra. Marcia Wilkinson, en su libro *Migraine and Headaches* la causa pueden ser los cambios bioquímicos que se presentan durante el embarazo. También debe considerarse el azúcar en la sangre, el cual en las mujeres embarazadas es más elevado de lo normal y esto ayuda a prevenir ataques.

Por desgracia, hay que pagar el precio. Muchas mujeres que experimentan este alivio durante el embarazo se topan con un ataque de migraña galopante después de que nace el bebé.

Sin embargo, nada es definitivo para todos: algunas mujeres tienen su primera migraña durante el embarazo, mientras que otras padecen ataques durante todo el embarazo. Estas mujeres tienen un problema real, porque muchos de los medicamentos utilizados para prevenir o tratar un ataque deben evitarse durante el embarazo. Los medicamentos ingeridos por la madre pueden atravesar la placenta y entrar en el torrente sanguíneo del bebé. La *Guía de medicamentos* de la Asociación Médica Británica plantea la situación con claridad. Los primeros tres meses de embarazo son los más importantes. Durante este periodo, los medicamentos afectan el desarrollo de los órganos del bebé, lo que podría provocar malformaciones congénitas. Muchos defectos graves pueden generar un aborto. Del cuarto al sexto mes de embarazo, algunos medicamentos retrasan el crecimiento del feto y también provocan que los bebés nazcan con bajo peso. Durante los tres meses finales, los riesgos incluyen dificultades respiratorias en el recién nacido. Algunos medicamentos también afectan el parto y hacen que se adelante, se retrase o se prolongue.

Además, la guía advierte que no se deben tomar medicamentos durante la lactancia. Las glándulas que producen leche en el pecho están rodeadas por una red de vasos sanguíneos finos. Las moléculas de los medicamentos pasan de la sangre a la leche. Esto significa que, durante la lactancia, el bebé recibe pequeñas dosis de cualquier medicamento que ingiera la madre. En muchos casos, esto no es un problema, porque la cantidad de medicamento que pasa a la leche es muy pequeña para tener un efecto significativo en el bebé.

Así que, en el momento que tenga la más ligera sospecha de estar embarazada —o, mejor que eso, si planea acrecentar la familia— consulte a su médico para que le indique qué medicina tomar a diario o para tratar un ataque.

Dos medicamentos que no deben tomarse durante el embarazo son la ergotamina y el metisergide. Asimismo, si está embarazada no debe tomar aspirina o propranolol sin consultar a su médico. Pero esta lista está incompleta, así que es muy importante preguntar a su médico acerca de cualquier medicamento que ingiera.

La historia de Ángela es horrenda. Ahora se conoce mucho más acerca de los medicamentos y el embarazo. La traumática experiencia de Ángela probablemente alteró el curso de su vida.

Ángela

Un domingo en la mañana me desperté sintiéndome absolutamente mal. Como si estuviera sujeta a la cama por la cabeza y un terrible peso me mantuviera ahí. No sabía qué estaba mal. Cuando iba a salir de la cama sentí un violento mareo. Mi mamá escuchó que me levanté. Se acercó y al mirarme dijo: "Tienes migraña".

En esa época tenía 17 años y, hasta donde yo recuerdo, mi madre había padecido migrañas.

Sentía como si tuviera muchos ladrillos apilados sobre la cabeza y la aplastaran lentamente. La presión estaba en todas partes. Parecía que no había escape y además no podía hablar: cada vez que lo intentaba me daban náuseas.

Comencé a tener migraña una vez a la semana y después aumentó a dos veces por semana. Cada migraña duraba 24 horas y me recuperaba en un día. De modo que no tenía vida en absoluto. Comencé a tomar Cafergot a diario para mantenerme estable. Sin eso no podía hacer frente al dolor y a las náuseas. El médico sabía la cantidad de Cafergot que ingería, recetada con liberalidad y no parecía muy interesado.

Durante mi embarazo estaba embelesada. Pregunté en el hospital si podía continuar tomando el Cafergot, y me dijeron que sí, siempre y cuando mantuviera baja la dosis. Un sábado en la mañana, cuando tenía seis meses de embarazo, sentí dolores extraños en el vientre y la espalda. No eran fuertes, así que no me preocupé.

Pero, para esa misma tarde, el dolor era tan intenso que mi esposo corrió a telefonear al médico. Mientras llamaba, escuché un fuerte chasquido, como un corcho al salir de una botella de champaña: se me había roto la fuente. Yo estaba aterrorizada. El bebé comenzó a moverse rápido, con fuerza y después, de repente, dejó de hacerlo. Entonces sentí que mi bebé había muerto. Cuando llegué al hospital me pusieron una sonda y confirmaron la muerte de mi bebé, y me dijeron que tendría que hacer todo el trabajo de parto sola. No me dieron ningún tipo de sedante o analgésico. El lúgubre trabajo de parto requirió doce horas, me pareció interminable, y puedo decir que es el único dolor comparable a la intensidad de la migraña. En esa época tenía 23 años.

Estaba resuelta a no dejar que la migraña interfiera con mi vida. Nos dijeron que podríamos intentar tener familia otra vez, pero primero teníamos que esperar unos meses. Seguí con mi vida: trabajar, distraerme y salir. Tal vez fue la época en que consumí más Cafergot; pero con el conocimiento y la aprobación de mi médico.

Cuando tenía 25 años me embaracé de nuevo. Esta vez, me aconsejaron no trabajar pero podía seguir tomando Cafergot, en tanto mantuviera una dosis baja. Eso hice y todo avanzó bien durante los primeros cuatro meses y medio. Una mañana, desperté con las señales de un aborto. Una vez más fui al hospital y di a luz, lenta y dolorosamente, a un bebé muerto.

Nos mudamos a otra casa, dentro del distrito de mi antiguo médico familiar, quien había tratado a mi madre en sus migrañas. Yo había tenido algo de dolor en las pantorrillas. Quería embarazarme otra vez, pero este médico dijo que no se sentía satisfecho de mi consumo de ergotamina. Me envió con un neurólogo. Después de examinarme, el neurólogo dijo que no detectaba ningún punto de pulso en mis piernas.

Consideró que había acumulado mucha ergotamina en mi sistema, lo cual provocaba que las piernas sufrieran espasmos y no permitía que la sangre fluyera en forma normal. La condición se podía revertir, pero sólo si dejaba la ergotamina. A toda prisa, me admitieron en el hospital.

A las 24 horas de haberla dejado, padecía un dolor tremendo y todo el tiempo sentía náuseas. Me sometieron a diferentes pruebas para confirmar que era migraña lo que padecía. Una de esas pruebas era una punción lumbar, que implica la colocación de una aguja en la espina dorsal y sacar fluido para la prueba. Después de eso, el dolor de cabeza era insufrible y se sumaba a la migraña y las náuseas causados por el retiro de la ergotamina. Quisiera poder describirlo, pero me faltan las palabras. Sólo puedo decir que esa agonía duró dos semanas. Terminé por recuperarme y regresé a casa sin depender de la ergotamina. Pero entonces tuve otro problema. No podía concebir. Comencé a desesperarme. Todas mis amigas parecían no tener problemas para concebir. Cada vez que entraba a una habitación donde platicaban mis amigas embarazadas, la conversación se detenía por miedo a lastimarme. Comencé a aislarme. Mi esposo y yo lo intentamos todo durante los cuatro años siguientes: inyecciones de hormonas, gráficas de fertilidad y medicamentos para la fertilidad; todo en vano.

Me admitieron en el hospital para ver por qué no podía concebir. Encontraron que desde mi último aborto, una de mis trompas de falopio se había roto y sólo tenía 50/50 de oportunidad cada mes para embarazarme. Mientras tanto, los medicamentos para la fertilidad habían hecho que mis migrañas empeoraran. Ahí estaba yo: reducida mi capacidad para tener un bebé e incapaz de vivir una vida normal. Sin la ergotamina la migraña estaba fuera de control. Decidí que me olvi-

daría de tener un bebé y regresaría a la ergotamina para controlar la migraña.

Poco tiempo después, ¡me embaracé! Al principio, me dijeron que podía abortar. Este tercer embarazo fue una pesadilla. No tomaba ergotamina y sentía náuseas todo el tiempo. No me alegraba por estar embarazada, porque no creía ni por un momento que conservaría al bebé, ya que sentía muchas náuseas todo el tiempo. Recibí mucha atención médica durante mi embarazo, pero creo que llegó tarde para mí. A los seis meses de embarazo, el bebé murió en mi útero. Una enfermera lloró al darme la noticia y estuvo conmigo las 24 horas que duró el parto de mi niño muerto.

El matrimonio de Ángela finalmente se disolvió y aunque ella está otra vez felizmente casada, su trabajo y su vida social son muy limitados. No tiene hijos y sigue tomando ergotamina.

Histerectomía

Muchas mujeres están convencidas que sus migrañas de algún modo se relacionan con su matriz. Si las migrañas se relacionan con la menstruación, ésta parece una conclusión lógica. Pero extirpar la matriz no parece proporcionar ninguna respuesta a los ataques de migraña. Las hormonas que controlan la menstruación vienen del hipotálamo y el hipotálamo sigue ahí después de extirpar la matriz. El hecho es que son iguales los grupos de mujeres que sufren peores ataques después de una histerectomía que los que mejoran con la operación y que experimentan sólo un cambio temporal. De modo que la histerectomía sólo debe considerarse por razones ginecológicas.

Tener una histerectomía no tiene el mismo efecto que la menopausia en la química del cuerpo de la mujer. En su libro *Once a Month* (*Una vez al mes*) la Dra. Katherina Dalton explica por qué:

En una menopausia natural, los cambios son graduales durante varios años, con una lenta desactivación del reloj menstrual y el encogimiento de los ovarios y la matriz, pero en una menopausia artificial los cambios son repentinos, sólo afectan la matriz y los ovarios y dejan intacto al mecanismo menstrual.

Todo va bien varios meses después de la operación, pero quienes ya habían padecido del síndrome premenstrual enfrentan otra vez sus síntomas cíclicos acostumbrados. El esposo es el primero en notarlo e intenta recordarle a la esposa lo que pasaba. O bien, ella reconoce el dolor de cabeza que antes anunciaba su periodo y que ahora asume la proporción de una humillante migraña.

La Dra. Dalton añade:

Mientras se efectuaba un estudio a nivel nacional en los Estados Unidos sobre los factores hormonales en la migraña de las mujeres en 1975, me di cuenta de que las mujeres con un historial de síndrome premenstrual declararon que la intensidad de sus migrañas había aumentado después de la histerectomía. Las gráficas trimestrales que señalaban el momento exacto de los ataques de migraña confirmaron que los ataques todavía ocurren de manera cíclica.

Brenda estaba tan convencida que una histerectomía la curaría de las migrañas que la incapacitaban, que contra el consejo de su médico familiar y su especialista en migraña, acudió a un ginecólogo y pagó para que le extirparan la matriz. Sus ataques no disminuyeron en absoluto. "Un día después de la operación, desperté con migraña y aullaba de dolor", relata. La enfermera le dijo: "Ya hemos tenido pacientes como usted. Tuvimos otra mujer que acudió a todas partes y probó de todo. Terminó con adicción a los medicamentos."

Brenda

Me diagnostiqué yo sola como paciente con migraña común. Comencé con dolores de cabeza cuando tenía quince años y mi madre me llevó al médico. Dijo que debía acudir a un hospital neurológico, pero nunca lo hice. Después ingresé al ejército. Tenía dolores de cabeza, pero no podía deshacerme de ellos. Tomaba una aspirina y me recostaba. Pero los tenía a menudo. Siempre me sentía indispuesta.

Tenía treinta años cuando busqué ayuda otra vez y me diagnosticaron migraña. Siempre he tenido dolores de cabeza. Paso más días indispuesta que en buen estado. Cuando era joven lo enfrentaba mejor porque, aunque tenía dolores de cabeza frecuentes, era una persona competente y ayudaba a atender un negocio. Me encantan los negocios —me gusta trabajar arduamente y ser organizada—. Atendía un atareado restaurante de comida rápida con mi esposo. Me recostaba cuando me aquejaba un ataque. Siempre tenía un vaso de agua junto a mi cama. Sentía náuseas, era muy sensible al ruido y tenía un dolor de cabeza palpitante. No podía entrar a las tiendas donde tienen música ambiental. Mis ataques siempre duraban 24 horas. Me levantaba al día siguiente sintiéndome muy indispuesta, pero llegaba al negocio porque tenía que hacerlo; lo que, a fin de cuentas, es bueno para uno. Ahora estoy retirada. Cuando vendimos el negocio, pensé que no tendría estos problemas y que mejoraría; pero, francamente, creo que he estado peor.

Llegué al grado donde estoy a punto de sufrir un ataque, me da, me recupero, y estoy de vuelta con otro.

Mi madre tuvo migraña, ella la llamaba ataques biliosos. Sólo la recuerdo con una gran botella de Aspro, en cama, mientras vomitaba violentamente y decía que iba a morir. Yo sólo era una niña y solía pensar: "Por favor, Dios, no dejes que muera." Cuando era joven, sí pensaba que ella moriría. Pero mamá lo superó al cambiar su condición. Por eso pienso que la migraña se irá junto con mis periodos. Tengo una hermana que también tiene migraña. Recuerdo a mi tía al lado de mi padre dando vueltas por la casa con una bolsa de hielo sobre la cabeza. Padecía un dolor de cabeza constante, de modo que, obviamente, también padecía migraña. Yo solía pensar que estaba loca. Ahora creo que Dios tal vez me está castigando.

Cuando tenía 44 o 45 años pensaba que si me deshacía de mis periodos, estaría bien. Me sometí a una histerectomía cuando no la necesitaba. Al día siguiente de la operación, desperté con migraña.

Lo curioso es que, cuando estoy bien —y eso no es muy frecuente—, me encuentro tan contenta que es increíble. Abro las ventanas y quiero cantar. Me parece lejano el zumbido de la aspiradora en la mañana. La vida es muy diferente. Puedo bailar. Me siento viva. No creo tener 65 años. Me siento como una jovencita. Puedo ser el alma de la fiesta. Pienso: "Dios, las demás personas siempre están así." No saben qué afortunadas son. Si tengo dos días así, pienso que tal vez ya lo superé, que es el fin de la migraña, pero no es así. Al siguiente día estoy en cama, rendida. Las personas no conocen ese lado mío. Estoy muy consciente de eso y no me gusta que sepan que no estoy bien. Cuando me preguntan, contesto "Bien, estoy bien", cuando en realidad me siento como muerta. No quiero que las personas lo sepan, porque no quiero que piensen: "Oh, ella es una de esas."

De vez en cuando me deprimo mucho y lloro. Realmente estoy mal, pero sé que tengo todo para estar *feliz, excepto por la migraña y eso domina mi vida. Nadie quiere estar indispuesto. Nadie tiene compasión cuando estás indispuesta. Tú no quieres compasión; quieres comprensión.*

En la actualidad, Brenda controla sus migrañas con Migril (una medicamento con ergotamina) a la primer señal de un ataque. A menudo, esto aborta el ataque.

A veces tomo tres a la semana, lo que sé que no es bueno. Juego bridge con un amigo quien también sufre migraña y él toma Migril a diario. Cuando le dije que estaba loco, dijo que tenía 74 años de edad y que prefería disfrutar lo que tenía y morir pronto. Eso es cierto, ¿o no? Uno quiere que lo que queda tenga calidad, ¿o no?

Cuando estaba en Sudáfrica, a Amy le aconsejaron hacerse una histerectomía debido a sus migrañas. Después, sus ataques empeoraron.

Amy

He tenido migraña durante mucho tiempo, pero me la diagnosticaron hace poco. Cuando comencé a tenerla me dijeron que eran dolores de cabeza debido a la tensión o que estaba deprimida, ¡puras tonterías! Tengo migraña común. Pero también me han dicho que tengo neuralgia trigeminal, la cual algunas veces acompaña a la migraña.

Mis migrañas me aterrorizan. Tengo una terrible náusea. Bostezo mucho. Siento debilidad corporal y escalofrío. Percibo el olor de cosas que no están ahí y soy muy sensible a la luz y el sonido. Me cuesta trabajo hablar. Ceso de funcionar. Tengo alucinaciones. ¿Saben a qué me refiero? Veo cosas espantosas. Me parece que los cuadros saltan en la pared. Una vez observé a un anciano sentado al otro lado de la habitación.

64

Mis entrañas están destrozadas por las migrañas. Me hice la histerectomía cuando tenía 39 años. Ahora tengo 46. Creyeron que la histerectomía haría el milagro. Pero, tuvo un terrible efecto. Me provocó muchas náuseas y me traumatizó mucho porque siempre quise tener hijos. Psicológicamente me hizo sentir como muerta. La migraña empeoró. Ahora disminuye muy poco. Sufro dolor constante.

Mi vida se ha vuelto un sufrimiento total. No he trabajado durante dos años. Mis amistades cercanas son buenas, pero muchas personas no soportan una enfermedad crónica, por eso muchos se alejan. Creen que estás trastornada. Piensan que es un problema psicológico, lo cual te aísla todavía más. Muchos médicos también creen eso.

Capítulo V
LA OTRA GRAN "M"

Menopausia

En cierta época, si usted era una mujer soltera, joven, y consultaba al médico quejándose de dolores de cabeza u otros dolores imprecisos, él aseguraba que todos sus problemas terminarían una vez que se casara. Supongo que la percepción del médico (este consejo casi siempre venía de un macho de la especie) dependía de si tenía algún tipo de fe en los poderes curativos del amor de un buen hombre o sabía muy bien que una mujer, una vez casada y con hijos, no tiene tiempo de ser una enferma dependiente.

En la época actual, pocos médicos dirían eso —más bien, a las pacientes con migraña les dicen que todo estará bien al llegar la menopausia—. Nadie quiere envejecer, pero es sorprendente cuántas mujeres con migraña esperan ese cambio.

El hecho es que muchas mujeres dejan de tener migraña una vez que han completado su menopausia. Pero algunas sufren ataques más frecuentes o fuertes durante los años de la menopausia y después, mientras que a otras se les diagnostica la enfermedad por primera vez durante la menopausia. Un pequeño párrafo en el boletín del invierno de 1989 de la British Migraine Association contenía la siguiente información:

Un grupo de científicos brasileños estudió la relación entre la migraña y la menopausia. En su reducido análisis, encontraron que, de 23 pacientes, sólo siete tenían ataques menos frecuentes después de la menopausia. En nueve de las mujeres, la frecuencia no cambió o aumentó. En cuatro mujeres menopáusicas diagnosticaron la migraña por primera vez. En las mujeres analizadas encontraron que también eran más frecuentes otras formas de dolor de cabeza, lo cual es probable que reflejara la mayor frecuencia de dolor de cabeza en la población general de esta edad y sexo.

Si sus migrañas se relacionan con la menstruación, existe una alta probabilidad de que aumenten o cesen después de la menopausia. Esto se debe a que pueden provocarlas los cambios hormonales que ocurren en el cuerpo durante el ciclo menstrual. Una clara explicación de las hormonas sexuales femeninas aparece en la Guía de medicamentos de la British Medical Association.

Existen dos tipos de hormonas sexuales femeninas: los estrógenos y la progesterona. Los ovarios secretan estas hormonas desde la pubertad hasta después de la menopausia. Las glándulas adrenales producen los estrógenos adicionales y la progesterona. Los estrógenos son responsables del desarrollo de las características sexuales: el desarrollo de los senos, el crecimiento del vello púbico y el ensanchamiento de la pelvis. La progesterona actúa en el interior del útero y lo prepara para la implantación del óvulo fertilizado. También es importante para el mantenimiento del embarazo. Cada mes, fluctúan los niveles de estrógenos y progesterona y producen el ciclo menstrual.

Después de la menopausia, se presenta naturalmente una disminución en el nivel de estrógenos y progesterona, cuando cesa el ciclo menstrual. La repentina reducción en los niveles de estrógenos a menudo causa síntomas angustiantes, como sudoración, bochornos, resequedad de la vagina y cambios de humor.

Esta reducción en los niveles de estrógeno y progesterona puede acabar con los ataques en algunas mujeres, pero no en todas las pacientes con migraña. Si su madre o su tía sufrieron de migraña y después le dijeron adiós en la menopausia, existe una buena oportunidad de que su migraña termine también. Sin embargo, recuerde que la menopausia ocurre durante un periodo, normalmente de entre cinco y siete años. Puede presentarse desde los 35 años de edad y hasta los 56 pero, en promedio, comienza entre los 48 y los 52 años. El modo en que se presenta también varía de una mujer a otra. Normalmente las menstruaciones se separan y, cuando llegan, son escasas y duran menos. Pero para algunas mujeres, los ciclos son más cortos y los periodos pueden ser mucho más pesados que antes. Para otras mujeres la menstruación sólo cesa.

De la misma manera que como mujeres jóvenes pasamos por los trastornos biológicos y emocionales de la pubertad, tenemos que pasar por la menopausia —a menudo con menos comprensión—. En la pubertad, creces. En la menopausia, envejeces. Para muchas mujeres, es una época de ajuste. Te despides de tus periodos, pero quizá también de tus hijos y de una parte de tu vida que era muy importante para ti. Te ves en el espejo, y las arrugas que debían pertenecer a otra persona te devuelven la mirada. Te asomas a la ventana y ves a tu hija en un atuendo que te gustaría ponerte o, al menos, haberlo usado si hubiera existido en tu tiempo. Hay muchas despedidas, entonces, ¿por qué no despedir la migraña?

Para algunas mujeres, los años de la menopausia pueden ser los más desafiantes, al menos en lo relacionado con sus migrañas. Una mujer que sabía que sus migrañas venían durante su periodo tenía una especie de seguridad; al menos sabía cuándo ya no las tendría. Durante la menopausia esto puede cambiar, con resultados devastadores. La historia de Deborah es muy triste y conmovedora. Acababa de salir de un ataque cuando la entrevisté y lloraba al contar parte de su historia.

Deborah

Es probable que nadie me crea. Son tan intensas que, sinceramente, quisiera morir. Sé que suena melodramático, pero no soy una persona melodramática. Comenzó después de que nació mi hija, hace 18 años. Lo peor es cuando sabes que te va a dar un ataque. Es como una bomba de tiempo. Sabes que en segundos, minutos o incluso un par de horas, vas a explotar. Es como si un monstruo saliera de tu cuerpo. Es el dolor más espantoso que se pueda imaginar —peor que dar a luz y eso es bastante doloroso—. También tengo vómito y diarrea y, cada vez que aparecen esos síntomas, aumenta la intensidad del dolor.

Cuando el dolor comienza, me recuesto. Luego siento náuseas y vomito. Después pasa a un nivel en el que comienzo a estabilizarme. No soporto la luz. Me duele la nuca y mi cabeza parece demasiado grande para mi cuerpo. Tiene que haber alguien caminando de un lado a otro conmigo. No puedo arreglármelas sola. Alguien tiene que traerme un recipiente debido a las náuseas y la diarrea y no veo lo que hago. Debo mantener los ojos cerrados. Es como si estuviera ciega. Mi esposo lo llama "bailar la danza macabra juntos". Me sigue a todas partes con un recipiente. Tiene que quitarse los zapatos porque no soporto ningún sonido. En la tercera etapa, termino en el piso. Hecha un ovillo y con deseos de morir. El dolor en mis ojos es espantoso y la fotofobia es extrema. Me siento como un animal porque si no llego al baño a tiempo... ya sabe usted. Pero no creo que para los animales sea tan malo. Después siento que si no fuera por mi familia...

Los ataques siempre se presentaban una vez al mes cuando tenía mi periodo. Tengo 47 años y ahora mis periodos son raros. Durante los últimos 18 meses sé cuando voy a tener un ataque. Antes, aunque era una agonía, aislaba esa parte de mi vida. Ya no puedo hacer eso. Al paso de los años, los médicos me han usado como conejillo de Indias para todo. Medicina alternativa, medicina común —he probado todos los medicamentos— podría escribir un libro sobre eso. Ahora sólo tomo Cafergot cuando comienza el ataque. Sólo eso funciona. No alivia el dolor, pero acelera todo. Es como una película en alta velocidad. En lugar de que el ataque dure días, dura horas.

Soy cristiana y trato de hallar consuelo en ello, pero no puedo decir que lo logre. He tenido el apoyo maravilloso de un sacerdote que una vez atestiguó uno de mis ataques —que es más de lo que un médico ha hecho—. La razón por la que le cuento esto es porque ha habido un par de veces en que he caído en un terrible agujero negro de desesperación y no me he sentido con ganas de vivir después de eso. Tuve que contarle a alguien que no fuera de la familia, porque no quería que mi esposo lo supiera. Ahora lo sabe. Me aterra porque recuerdo que después de un terrible ataque pensé: "Estoy en este agujero negro y no quiero salir." Sentía que no tenía caso continuar y que podría terminar todo entonces.

La idea de la muerte se apoderó de mí. Sucedió dos veces. Se sincronizaba con lo que sentía durante la migraña. Para mí, era muy traumático manejarlo. Quería quitarme la vida y eso me horrorizaba. Si no hubiera tenido algo para aferrarme, es probable que lo hubiera hecho. Normalmente después de un ataque, aunque todavía siento muchas náuseas, comenzaba a tener un poco de esperanza. Comenzaba a visualizar lo siguiente que quería hacer cuando me sintiera bastante bien. Pensaba en maneras de salir de esto. Soy una excelente escaladora, pero en esas dos ocasiones no quería hacerlo. Estaba helada y parecía sentir una negrura a mi alrededor. No quería experimentar otra migraña y sabía que invariablemente lo haría y me sentía empantanada. Quería hundirme pacíficamente en el olvido. Fue desde la menopausia cuando ya no pude aislar la migraña.

Acudí con el sacerdote y le dije: "Tiene que ayudarme". Platicar con él me ayudó mucho. No mencionó cosas que yo no quería que dijera, por ejemplo: "Está en las manos de Dios", o "todo tiene un propósito". No quería escuchar eso. Y no lo dijo. No habló de cosas santas. Se comportó en forma normal. Me preparó una taza de té y me escuchó.

Otra cosa es el terrible sentimiento de culpa. La migraña ha arruinado mi vida. Cuando mis hijos estaban pequeños, mi esposo tenía que salirse del trabajo para venir a casa. No tengo vida social. Supongo que habría terminadopor arruinar el matrimonio. He tenido que abandonar numerosas reuniones y eventos sociales. Siento que arruino la vida de otras personas, al igual que la mía. He sido afortunada al conservar mi trabajo. Soy enfermera en una guardería. Este es un trabajo nuevo. No les dije que padecía migraña. Disfrazo todo. Digo que tengo un dolor de oído o un virus. No quiero que las personas lo sepan. No sé por qué. Lo curioso es que no se nota. Las personas me dicen que me veo muy bien y lo odio. Pienso: "Si me vieras." Tengo esta desagradable sensación dentro de la cabeza. Algunas veces quiero que la gente sepa lo que es esto.

Tengo un esposo adorable e hijos maravillosos. También me gradué en psicología en la universidad abierta. Siento que tengo mucho que hacer en los periodos que no sufro ataques. Las personas que padecen migraña son personas esforzadas.

Annabel, quien ha sufrido de migraña desde la niñez, tenía un trabajo exigente en una oficina de Salud, donde ofrecía conferencias sobre administración y personal. Esto no era una tarea fácil, ya que algunos de sus peores síntomas eran náuseas, vómito, pérdida temporal de la memoria y dificultades al hablar. Experimentaba a menudo los síntomas durante una conferencia, así que recurría a algunos trucos. Uno era provocarse el vómito entre las conferencias. Sabía que esto impediría que el vómito se presentara cuando estuviera hablando. Pero regresaba del baño sintiéndose débil y temblorosa y preocupada acerca de perder la concentración en su conferencia. Dependía mucho de sus notas. Sin embargo, a partir de la menopausia sus ataques de migraña se hicieron cada vez más frecuentes y en 1985 decidió que había agotado todos los trucos. Cuando tenía poco más de 40 años se retiró prematuramente debido a su mala salud.

Annabel

Parece que tengo todo tipo de ataques. Me puedo sentir eufórica o puedo sentir náuseas justo antes de que comience el ataque. Ahora sólo en ocasiones tengo un dolor de cabeza inmenso, pero siempre tengo la sensación de presión en la cabeza y esta desagradable sensación de mareo. Cuando despierto me duelen las piernas; es casi imposible moverme. A veces orino mucho. Otras veces tengo diarrea. Las náuseas pueden durar dos o tres días. En la actualidad, tengo los síntomas de un nuevo ataque antes de que haya terminado el anterior. Esto me deja absolutamente agotada. Ahora estoy en una etapa en la que tengo un par de días a la semana en que me siento bastante bien.

He pasado casi por todo: pastillas, pruebas, todo. Me sacaron un encefalograma (donde la actividad eléctrica del cerebro se amplifica y se registra en papel).

Me hicieron una exploración cerebral y pruebas de sangre y orina. Todo sin ningún resultado. Justo antes de Navidad, mi médico familiar me envió al neurólogo.

Lo había visto antes. Me examinó y dijo que con mi tipo de migraña no podía hacer nada. Le pregunté por el sumatriptan. Me contestó: "¿A qué se refiere?" Él creía que no había oído que Glaxo estaba probando este nuevo medicamento. Y agregó: "Cuéntame. Quiero enterarme de todo lo que sepas." Me parece que me trató con condescendencia y me sentí frustrada.

La migraña regía mi vida. Ahora no puedo trabajar. No tengo hijos y no sé cómo los hubiera enfrentado. Los compromisos sociales son una pesadilla, porque nunca sé cuándo voy a tener que cancelarlos.

Mi media hermana, quien es mucho mayor que yo, padecía retraso mental. Vivió con nosotros por un tiempo. A veces ella sentía náuseas y, por su condición, le costaba trabajo decirlo, pero mi esposo observó en mí los mismos síntomas que ella mostraba. Nunca nadie la diagnosticó, pero mi esposo supone que tenía migrañas.

En este momento, tomo antidepresivos, sólo 75 mg de Prothiaden en la noche. No ha ayudado en nada contra la migraña, pero creo que me hace más feliz.

Terapia de reemplazo de hormonas

En la actualidad, las mujeres menopáusicas tienen un aliado en la terapia de reemplazo de hormonas. Las hormonas que se pierden y provocan síntomas menopáusicos no deseados pueden reemplazarse de manera artificial con píldoras, parches e implantes. Tal vez el servicio más importante que proporciona la terapia es contrarrestar la osteoporosis: la enfermedad de los huesos frágiles. Pero no todo es alegría para la paciente con migraña. Si es probable que sus migrañas terminen cuando disminuyan las hormonas, reemplazar esas hormonas es como contrarrestar el efecto. En realidad, la terapia puede agravar la migraña en algunas pacientes, lo cual la convierte en una opción difícil. Tal vez usted prefiera soportar los bochornos y la sudoración nocturna a sufrir la migraña pero, ¿y la osteoporosis? Es difícil predecir cómo serán sus huesos cuando cumpla 70 años.

La dieta y la alta ingestión de calcio son muy importantes, al igual que el ejercicio. Analice a su familia. La genética es una guía, pero no es tan confiable como otras variables: por ejemplo, su propia salud a través de los años. ¿Su madre y sus hermanas todavía caminan erguidas, o se han encorvado? Esto puede ser un indicio de lo que va a ocurrir. Es importante acudir con su médico. Existen muchas formas diferentes de terapia con hormonas que le puede recomendar, entre ellas, una que proteja sus huesos sin trastornar demasiado la migraña (o sin afectarla en absoluto). Sin embargo, es importante saber que, si la terapia agrava la migraña, una vez que abandona el tratamiento los síntomas normalmente se calman. Por cierto, la terapia de reemplazo de hormonas a menudo les sirve a las mujeres que sufren de migraña por primera vez en la menopausia.

Helen

Comenzó hace cuatro años, cuando tenía 38, trabajaba tiempo completo y sentía náuseas todo el tiempo. No comía mucho y perdí 10 kilos en tres meses. Una semana antes de que llegara mi periodo tenía estas sensaciones extrañas en mi cabeza. Era como si la apretaran con fuerza. Mi vista se volvía borrosa y se desenfocaba. Veía destellos zigzagueantes y manchas extrañas frente a mis ojos. Me sentía un poco mareada. La habitación no daba vueltas, sino que se movía, se mecía. Me parecía espantoso. En ocasiones, sentía la cabeza tan

pesada que apenas podía sostenerla. Era tanta la ten-
sión en el cuello y los hombros que me dolían. Duraba
una semana completa antes de mi periodo.

Me sentía como una estúpida al acudir al médico y
describir estas cosas raras. Creía que me iba a decir:
"Usted está loca", pero me dijo: "Tiene migraña." Yo
pensé:"Gracias a Dios, le ha dado un nombre a esto." Le
dije que no tenía dolores de cabeza y contestó:"Usted
tiene todos los otros síntomas."

Después de tres meses el patrón cambió. Tenía altera-
ciones visuales desde el tercer día de mi periodo hasta
el vigésimo. Trabajo en una tintorería, hago repara-
ciones y arreglos. Algunas veces no veía lo que descosía
y me preocupaba. Mi vista se desenfocaba y enfocaba
una y otra vez. Y ocurría todo el tiempo. Ver rayas me
causaba estragos y no soportaba los colores brillantes.
No podía salir de compras. El centro de la ciudad era
mucho para mí. En todas las tiendas donde entraba, los
colores me deslumbraban. El brillo de los paquetes era
una agonía. Era desastroso. Pero ahora parece que todo
eso se ha calmado.

Después de que el médico diagnosticó la migraña,
me aconsejó dejar los alimentos que la provocan. De
modo que cada vez que tenía migraña, culpaba a tal o
cual comida y no la volvía a comer nunca más. Pasé
por una fase en la que apenas comía, pero aun tengo
la migraña.

Un fin de semana, el dolor era tan intenso que sim-
plemente me senté y cerré las cortinas. Mi esposo dijo:
que no fuera a trabajar al día siguiente, y así fue. Dejé
de trabajar. Ya tenía suficiente. El médico sugirió des-
canso completo. Me había recetado toda clase de pasti-
llas y ninguna había funcionado. Fui a ver al ginecólo-
go y me dijo: "Su estrógeno está demasiado alto". Me
recetó unas pastillas para bajar el nivel de estrógeno.
No funcionó. Las migrañas son igual de intensas.

En abril del año pasado leí un anuncio en el periódico que promocionaba una reunión del Fideicomiso Amarant.(El Fideicomiso Amarant es una institución de beneficencia que promueve la comprensión y el conocimiento de la menopausia.) Hablaba de la migraña, de modo que asistí. Mostraron un video que listaba los síntomas de la menopausia. Yo tenía casi todos ellos. Hablé con una de las mujeres ahí y me sugirió que probara el parche. Mi médico estuvo de acuerdo, así que me puse un parche de estrógeno y tomaba tabletas de progesterona. Después de dos días me sentí excelente. Tenía mucha energía. La visión borrosa se fue, al igual que muchos de los otros síntomas. Todavía tengo migraña, pero ya no son tan fuertes y fui capaz de hacerles frente.

Después de unos cuatro meses comencé a tener bochornos y el cansancio regresó otra vez. El médico me recetó una dosis más alta. He estado así alrededor de seis meses y he mejorado mucho. Aún tengo migraña, pero si tomo la tableta, la elimino con rapidez. No me aqueja con mucha frecuencia y ya no es tan intensa.

Ahora trabajo en casa haciendo cortinas para una tienda. El otro día salí de casa y abordé mi automóvil. Cuando manejaba, de pronto sentí muchas náuseas. Pensé en regresar, pero después dije: "No. ¡Continúa!" Cuando llegué al centro me di cuenta de que era el inicio de una migraña. Sentía presión en la cabeza y muchas náuseas. Estaba temblando. Al llegar a la tienda pedí agua y tomé Megraleve. Una hora después ya estaba bien.

La terapia de reemplazo de hormonas no funcionó muy bien para Bárbara, jugadora de tenis de mesa de la liga local y árbitro internacional de este juego. Ella se sometió a una histerectomía cuando tenía 38 años. Había sufrido migrañas severas desde que tenía 20 años.

76

Bárbara

Cuando comenzó, perdí la vista por completo al cruzar la calle. Me asusté mucho; por suerte iba acompañada. El trastorno visual se convirtió en una mancha que crecía y hacía que me estremeciera.

Sentía náuseas, pero no vomitaba, y tenía un horrible dolor en el ojo izquierdo. Era como si alguien con un cuchillo me picara el ojo; por supuesto, con un ritmo muy preciso. Esta sensación duró cinco o seis horas y después me sentí muy mal.

Después de someterse a una histerectomía, la migraña de Bárbara se hizo mucho más leve, pero comenzó a sufrir bochornos y el médico le recetó una preparación de estrógeno llamada Prempack. Estas tabletas provocaron, muy rápido, la peor migraña que Bárbara había experimentado en años. Duró casi una semana y ninguna pastilla que tomó pudo siquiera alterar el dolor.

Azotaba mi cabeza contra la cabecera de la cama. Era una sacudida después de haber manejado la migraña durante tantos años. El médico me dijo que no me preocupara, que podíamos probar muchas otras pastillas de terapia de reemplazo de hormonas. Me recetó Ciclo-Proginova y propranolol para la migraña. Esto pareció funcionar; no tuve bochornos ni migrañas. Pero subí seis kilos en un mes. Una enfermera me dijo que probablemente se debió a la terapia de reemplazo de hormonas.

Así que lo dejé y recurrí a la medicina alternativa. Probé la aromaterapia, la cual resultó muy buena, y también probé el yoga. Los ejercicios de relajación del yoga son útiles, pero también creo que es importante tener tiempo para una misma. Asisto a clases de yoga y en ese momento me concentro en mí. Creo que ayuda. Actualmente todavía tomo propranolol, pero dejé la terapia de reemplazo de hormonas; tomo vitamina E y aceite de prímula y me las arreglo bien con eso. Si tengo migraña, tomo paracetamol o Migravess. Las pastillas efervescentes son muy buenas; a veces, incluso el Alka Seltzer me ayuda. En este momento, parece que todo funciona bien, pero todavía no consigo bajar de peso.

Capítulo VI
DOLORES DE CABEZA Y OTRAS MIGRAÑAS

Dolores de cabeza por tensión

Esta es una afección muy común. Alrededor de 80% de las personas ha experimentado un dolor de cabeza por tensión. El dolor es diferente a la migraña en que es sordo, y los pacientes lo describen como la sensación de algo que presiona la cabeza o como una banda que la aprieta. El dolor puede comenzar en la nuca y extenderse hacia arriba. Los ataques pueden durar todo el día, desde la mañana hasta la noche, y aunque a algunos pacientes se les dificulta dormir, esto no siempre sucede. Como lo indica su nombre, se cree que este tipo de dolor de cabeza se debe a la presión, la ansiedad o la tensión. O, puede ser parte de la depresión.

Hay varios modos para atacar este tipo de dolor de cabeza. Normalmente, los analgésicos no ayudan, de acuerdo con el Dr. J. N. Blau en *Understanding Headaches and Migraines*, ya que no afectan ni alteran el humor del paciente. Los ejercicios de relajación, la meditación trascendental, la aromaterapia, la reflexología y demás, también ayudan con la tensión y la presión. Para más información de estas terapias alternativas consulte el capítulo XIII.

También puede tratar de encontrar la raíz del problema. ¿Hay algo que le preocupe? Tal vez le sirva buscar orientación. Examine su estilo de vida. Puede ser que tenga muchas responsabilidades y eso le provoque ansiedad. Quizá sólo necesite eliminar la presión.

El uso de monitores de computadora provoca o empeora los dolores de cabeza y la migraña. Esto se explica con mayor detalle en la sección "Sugerencias y activadores de la migraña, de la A a la Z" (capítulo XIV). Hazel, quien trabaja como secretaria administrativa, ha padecido migraña durante casi 30 años. Se presenta una al mes y se relaciona con la menstruación. La migraña le dura aproximadamente 24 horas; ella toma analgésicos y Maxolón para ayudar a aliviar el dolor y la enfermedad, respectivamente.

Hazel

Me pusieron un monitor en el trabajo en octubre pasado. Un procesador de textos. Tenía un fondo blanco con letras negras. Teníamos mucho trabajo. Era una máquina nueva y yo trataba de familiarizarme con ella. Tuve muchos dolores de cabeza: uno a la semana y duraba tres o cuatro días. No los había tenido así en 20 años. El dolor de cabeza empezaba en el hombro, se arrastraba al cuello y después llegaba a la nuca.

Mi maestra de yoga me dijo que yo podría ser alérgica al monitor con el que trabajo. Yo pensé: "Sí, quizá tenga razón." Dejé de usarlo durante una semana. Y funcionó. Después supe de las pantallas que sirven para reducir el brillo y la estática. Coloqué una. Era abatible y se sostenía con velcro. Eso ayudó un poco, pero yo seguía con dolores de cabeza. Después, encontré una empresa que colocó una malla en la pantalla. Quitan el frente del monitor y colocan la malla adentro la pantalla, y no he tenido dolores de cabeza desde entonces. Costó casi 60 dólares, pero le dije a mi jefe que comparado con el tiempo que pierde conmigo en cama y por faltar al trabajo, el costo de esto es insignificante.

80

Este cambio me ha ayudado mucho. El hombre que la instaló me dijo que podía invertir el fondo blanco a negro con letras blancas, lo que causa menos brillo. Eso es lo que uso ahora. Es mucho más fácil para mis ojos. La estática y el brillo, combinados con las luces fluorescentes de la oficina, afectan los ojos.

Cuando instalan los monitores, nunca te advierten del daño que que causan. Llamé al médico porque recientemente la empresa adquirió un monitor de esos. Me dijeron que se debe trabajar frente a él durante una hora y después tomar un descanso, pararse y caminar. También pusieron la pantalla a la derecha del teclado. Como resultado, volteaba a menudo para ver lo que escribía en la pantalla y los músculos de mi cuello se estiraban y tensaban. Me aconsejaron colocar la pantalla frente a mí, para no mover tanto la cabeza durante el día y evitar torcer esos músculos. Ahora las migrañas me aquejan una vez al mes.

Existen muchos filtros similares disponibles con los fabricantes de accesorios para computadoras.

Neuralgia del nervio trigémino

Debido a que este tipo de dolor de cabeza sucede en episodios, puede confundirse con los dolores de cabeza sucesivos, los cuales se describen en el capítulo VII. La neuralgia del nervio trigémino se presenta con igual frecuencia en hombres y en mujeres, por lo general en grupos de edad avanzada. El dolor es intenso, agudo o cortante. Lee Kudrow describe los síntomas en *Migraine: Clinical, Therapeutic, Conceptual and Research Aspects*. El más ligero contacto con las zonas de activación en la cara desata el dolor, y estas zonas están entre la barbilla y la frente. Afeitarse, comer o masticar pueden iniciar un ataque, al igual que una brisa fresca en la cara.

El ataque comienza con una sensación de pinchazos suaves en el área afectada, seguida por una serie de espasmos ligeros que duran de segundos a minutos. Hay un intervalo corto donde se detienen los síntomas, para repetirse después. Este ciclo se puede presentar una y otra vez en el transcurso de una hora o más. El dolor, el cual es atroz, se origina en el nervio trigémino. Estos ataques duran semanas o meses, seguidos por una remisión de meses o, incluso, años. En la Diamond Headache Clinic dicen que los medicamentos anticonvulsivos, como la carbamazepina, reducen la sensibilidad en la cara y alivian la intensidad del dolor. A diferencia de los dolores de cabeza sucesivos, no es probable que los ataques de neuralgia del nervio trigémino se presenten a mitad de la noche y despierten al paciente.

Dolores de cabeza crónicos diarios

La International Headache Society define cualquier dolor de cabeza que afecte durante quince días al mes como: Dolor de Cabeza Crónico Diario (DCCD). Algunos pacientes tuvieron durante muchos años una migraña que después se transformó en esta condición. Otros pacientes con DCCD no han tenido nunca antes migraña. Algunas personas se despiertan con dolor de cabeza que incluye síntomas de migraña, como náuseas y sensibilidad a la luz. Sin embargo, la verdadera migraña no se presenta diariamente.

Los dolores de cabeza crónicos diarios son provocados por:

- Lesiones en la cabeza o el cuello.
- Desarrollo de un dolor de cabeza adicional, como una contracción muscular o dolores de cabeza por tensión que se presentan a diario.

- Uso excesivo de calmantes y/o ergotamina.
- Manejo inadecuado de la migraña.

Existen diferentes maneras de tratar este padecimiento. Muchos pacientes tienen movimiento limitado del cuello, provocado por una lesión, como un traumatismo cervical, por ejemplo. En esta situación, puede ser útil consultar a un fisioterapeuta para mejorar la movilidad del cuello. También se puede hacer ejercicios para relajar los músculos del cuello. Estas son algunas sugerencias de la Migraine Action Association. Realice cada uno de los movimientos siguientes dos veces al día, en la mañana y en la noche.

- Coloque la barbilla sobre el pecho y mueva lentamente la cabeza hacia atrás hasta ver el techo de la habitación y después vuelva a la posición original.
- Incline a un lado la cabeza hasta tocar el hombro con el oído y después inclínela hacia el otro lado.
- Gire la cabeza poco a poco a la izquierda todo lo que pueda, después gírela 180° a la derecha nuevamente tanto como pueda.

También le pueden servir los tratamientos calientes o fríos (lo que le parezca más reconfortante) sobre su cuello, antes o después de los ejercicios anteriores. Puede utilizar una bolsa de agua caliente o un paquete de hielo.

El tratamiento con medicamentos también puede ser útil para aliviar los síntomas. Se emplean principalmente dos medicamentos. Ambos fueron desarrollados para otras afecciones, pero resultaron eficaces en pacientes con dolor de cabeza y ahora sólo se recetan para este padecimiento. Los antidepresivos tricíclicos son una forma de tratamiento; el otro medicamento que puede ser utilizado es un antiepiléptico llamado Epilim, el cual puede representar un problema para las mujeres si se embarazan mientras lo toman, ya que se asocia con deformidades fetales.

Ambos se obtienen sólo por prescripción médica y, por lo general, se usan en dosis menores para el DCCD que para otros propósitos médicos. Consulte en el capítulo XI más detalles sobre los tratamiento con medicamentos.

Uno de los problemas principales del DCCD es que los pacientes pueden volverse dependientes cuando el dolor es agudo. Conforme los medicamentos dejan de surtir efecto, los pacientes experimentan dolor de cabeza como reacción, lo que hace que tomen más medicamentos para contrarrestarlos. El problema es que los tratamientos agudos son los que alimentan al dolor de cabeza. Los tratamientos reservados para la terapia de migraña aguda no deben tomarse diariamente durante meses o ni siquiera semanas. En esta situación, el paciente debe romper el ciclo al dejar de tomar los medicamentos. Por supuesto, esto puede ser muy difícil y las personas pueden experimentar síntomas graves por la abstención de los medicamentos. Algunos pacientes son ingresados en un hospital para recibir tratamiento.

Otros tipos de migraña

Migraña de fin de semana

No es raro que algunas personas tengan migraña los fines de semana o al inicio de vacaciones. Existen varias teorías para esto. Puede ser un síndrome de decepción: la tensión y las presiones de trabajar toda la semana se hacen a un lado y es posible relajarse —bueno, sería posible si no se padeciera migraña—. La siguiente explicación la ofrece el libro *Advice from the Diamond Headache Clinic*: "Después de un periodo de tensión, puede haber

84

desilusión, la cual puede, por sí sola, comenzar una migraña. Las arterias se constriñen por la tensión prolongada, y cuando la persona se relaja, los vasos sanguíneos se dilatan, lo cual provoca el dolor de cabeza."

Por otra parte, las personas que beben mucho café en el trabajo, pero no cuando están en casa, pueden sufrir falta de cafeína. El capítulo XIV, "Sugerencias y activadores de la migraña, de la A a la Z", contiene más información sobre los dolores de cabeza por falta de cafeína.

Las mujeres que están más ocupadas los fines de semana, cuando toda la familia está en casa, pueden sufrir migraña debido a la tensión y la presión, o también en viernes o sábado por la mañana, al prever lo que viene. Otra posibilidad es dormir demasiado. Si usted acostumbra levantarse temprano entre semana y se queda más tiempo en cama el sábado o el domingo, esto puede causar una migraña. Una vez más, esto se explica con más amplitud en la sección "Sugerencias y activadores de la migraña, de la A a la Z".

Joan está incapacitada con migrañas y dolores de cabeza. Sus ataques fuertes de migraña casi siempre se presentan los viernes en las primeras horas de la mañana y cada semana o cada quince días.

Joan

Normalmente tengo migraña los viernes. Tengo la sensación de estar muy cansada. Bostezo mucho. Algunas veces siento como si se acumulara. De todos modos, no soy una persona que se relaje mucho. El médico dice que soy muy nerviosa.

En realidad, no tengo mucho de qué preocuparme. Pero las cosas me molestan, me preocupo por todo.

He padecido migraña desde los 21 años de edad, pero he sufrido dolores de cabeza fuertes desde que tenía cinco o seis años. Casi a diario tengo un dolor de cabeza muy fuerte. Con una migraña me dan muchas

náuseas. Se me entumece un lado de la cabeza. Normal-
mente el dolor aparece en el lado derecho de la cabeza,
pero se me paraliza el lado izquierdo. Ni siquiera pue-
do salir a vomitar. Mi esposo tiene que arrastrarme. Es
lo que debemos hacer. Por otra parte, siempre tengo dia-
rrea, incluso si acabo de padecer un dolor de cabeza
intenso, tengo que ir al baño.

Tomo Inderal, todo el tiempo. Una pastilla que parece
ayudarme es la amitriptilina: tomo una en la noche.
Despierto con migraña. Las náuseas son inmediatas.
Primero tengo que ir al baño. Después de un ataque que
dura una hora, se me paraliza el lado izquierdo del ros-
tro —desde la frente hasta la boca— como si hubiera
tenido una apoplejía. Es muy atemorizante, pero ya me
acostumbré a eso. Al principio, me petrificaba. Pensaba:
"¿Qué me pasa?"

Todo el tiempo siento náuseas. Por suerte, mi esposo
está en casa mucho tiempo, porque es jubilado. Cuando
era más joven mis hijos me ayudaban.

Tengo un balde que uso para vomitar, pero debo hin-
carme y como tengo disco prolapso en la espalda, es
muy doloroso. Mi esposo sostiene mi espalda mientras
vomito. No son sólo las náuseas, sino vomitar y vomi-
tar. Es terrible, porque te esfuerzas por vomitar, y sólo
sacas bilis amarillo-verdosa. Es muy doloroso y hace
que empeore el dolor de cabeza. Después, llega un lapso
de unos cinco minutos y luego, ¡bum!, regresa otra vez.
Normalmente esto continúa durante todo el día. Poco a
poco me duermo y, al día siguiente, estoy agotada. Mi
madre aún padece migraña y ya tiene 73 años.

Todo lo que puedo hacer es gemir. Me siento frente al
espejo y me miro. Es extraño. Una se siente tan mal. Me
siento al lado de la cama y me balanceo de un lado a
otro. No sé qué hacer con mi cuello. Siento la cabeza
pesada, como si fuera demasiado grande. No tengo
ganas de hablar. No quiero ningún ruido.

86

Mi hija ha presenciado esto tantas veces que se deprime. Tiene que quedarse en casa después de la escuela si mi esposo tiene que salir. Me dijo que casi lloraba sentada junto a mí.

Migraña abdominal

En esta variante, el dolor no se siente en la cabeza, sino en la parte superior del estómago. Es muy intenso, punzante y constante y puede durar hasta 18 horas. También se pueden presentar auras, náuseas y vómito. En la Diamond Headache Clinic dicen que esta migraña se puede tratar con medicamentos anticonvulsivos. Normalmente existe una historia familiar de migraña y este tipo de ataque tiende a aparecer primero en la niñez. En los años siguientes puede convertirse en migraña con o sin aura. Andrew sintió migraña por primera vez cuando tenía ocho años de edad y se detuvo cuando tenía catorce años. Al principio su familia pensó que era apendicitis, ya que el dolor era muy fuerte, pero le diagnosticaron migraña abdominal. Andrew sufría unos tres ataques al año. Ahora, en la edad adulta, todavía sufre de dolores de cabeza intensos.

Andrew

Sentía presión interior pero no duraba mucho. Durante cinco o diez minutos era muy fuerte, después se mitigaba y yo estaba bien, pero entonces todo comenzaba de nuevo. Me atacaba otra vez y la mejor posición era recostarme de costado con las rodillas levantadas para tratar de relajar mi estómago. No había manera de detenerla. Me ponía supositorios de Stemetil. La mañana que cumplí once años desperté con migraña abdominal. A menudo también estaba constipado. Si salíamos y me daba uno de esos ataques, solía recostarme en el asiento trasero del automóvil. Me quedaba ahí, tapado con un abrigo e intentaba ponerme un supositorio, algunas veces era una agonía absoluta y solía rodar en el piso con el ataque. Al día siguiente, me sentía inferior. No podía hacer mucho además de que tenía calambres en el estómago tres o cuatro veces.

Migraña rara

Hasta ahora hemos considerado algunas de las formas más comunes de migraña. Uno de los tipos menos comunes de esta enfermedad es la migraña hemipléjica.

Migraña hemipléjica

Esta rara forma de la enfermedad produce parálisis en un lado del cuerpo. De acuerdo con la Diamond Headache Clinic, se puede presentar antes, durante o después del principio del dolor de cabeza. El dolor de cabeza mismo dura más tiempo que en casi todas las formas de migraña: no es raro que dure de cinco a diez días. A menudo se vomita poco o nada. Esta información viene de Edwin R. Bickerstaff, quien lo escribió en *Migraine: Clinical, Therapeutic, Conceptual and Research Aspects*. Entre los ataques hemipléjicos, el paciente puede tener ataques de migraña clásica o común. En un ataque subsecuente se desarrollan las mismas características y el mismo grado de debilidad, pero en el lado opuesto del cuerpo. Esta inversión se alterna en los ataques consecutivos. Hay al menos un pariente cercano en la familia que padece ataques idénticos.

El tratamiento es el mismo que se usa en la migraña clásica, pero es importante que quien experimente este tipo de ataque acuda con su médico, para excluir otro tipo de posibilidades. Es probable que los pacientes sean enviados al neurólogo para obtener una exploración TAC (tomografía axial computarizada) la cual es un tipo de rayos x.

Migraña de la arteria basilar

En este tipo de migraña, escriben F. Clifford Rose y M. Gawel en *Migraine: The Facts*, los dolores de cabeza se localizan sobre la nuca, y entre los síntomas están doble visión, vértigo, dificultad para hablar, tinnitus (zumbido en los oídos) y, a veces, pérdida de la conciencia. Los síntomas se deben a la disminución del suministro de sangre a las partes del cerebro que irrigan la arteria basilar, un vaso sanguíneo en la base del cerebro que sufre espasmos y produce un ataque.

Alguna vez se pensó que este tipo de migraña afectaba sobre todo a las adolescentes, pero en la actualidad se sabe que afecta a personas de todas las edades y de los dos sexos. También ataca, como en el caso de Fiona, a niños. Sin embargo, es poco probable que se inicie a una edad mediana. Casi todos los pacientes tienen un historial familiar de migraña, pero no de migraña de arteria basilar.

Conforme se desarrolla el ataque, los pacientes sienten entumecimiento o picazón en pies y manos, lo cual se extiende a las muñecas y los tobillos. La boca y la lengua también resultan afectadas. Los síntomas iniciales duran de 10 a 45 minutos y puede haber un lapso de quince minutos antes de que comience el dolor de cabeza, el cual es fuerte, punzante, y normalmente con náusea y en ocasiones con vómito. Esta fase del ataque puede durar varias horas, pero no días. También conocida como migraña vertebro-basilar, este es un tipo de migraña clásica que puede cambiar a formas más comunes en años posteriores.

Fiona
(narrado por su madre)
Fiona ahora tiene seis años de edad. Todo comenzó cuando ella tenía 18 meses. Sólo quería estar recostada. Se sentía mareada, pero no podía decírmelo. Pensé que esa situación no era común, a pesar de que las pruebas

neurológicas eran normales. Averiguamos que padecía migraña vertebro-basilar cuando tenía dos años y medio de edad. Se marea y no puede caminar de manera correcta. Nunca le ha gustado la luz brillante y usa lentes para el sol que le ayudan durante un mal día. Pero no tiene ansiedad ni dolor.

Normalmente sucede al despertar en la mañana. No puede dejar la cama. O la encuentran gateando y dice: "Tuve uno de mis mareos." Pero podemos darnos cuenta de que sigue. Si empieza a las seis de la mañana, termina a las ocho. Se vuelve cada vez peor al correr de los días hasta más o menos el sexto día, en donde no desaparece, y después de eso mejora poco a poco. Pero el mareo puede durarle hasta dos semanas.

Ella es una niña "expuesta" y tiene una asistente en la escuela. Los niños "expuestos" son aquellos que tienen necesidades especiales: quienes necesitan apoyo, ya sea en el aspecto educativo o en el del bienestar. Creo que ella es la primer niña "expuesta" debido a la migraña. Nos aconsejaron hacerlo antes de que fuera a la escuela, porque estos ataques aparecen de manera intermitente, y ella no estaría segura en la escuela si no tuviera una asistente. Se siente tan insegura que sé que no daría un paso fuera del edificio si supiera que no tiene a una asistente adulta para cuidarla. A ella le gusta la escuela.

Dentro de ese ciclo tiene también un patrón de conducta, lo que significa que puede ser una niña muy difícil. Está muy activa dos semanas antes y no duerme mucho. De todos modos duerme poco, y es terrible vivir con ella. Habla hasta por los codos. Normalmente el día anterior es muy traviesa. Después sobreviene el ataque y el día siguiente está débil. Después, al salir del ataque, está muy activa otra vez, y se estabiliza. Es un ciclo de cinco semanas. En cinco semanas, está bien durante dos

90

En el Hospital al que acudimos dicen que existe una buena oportunidad de que eso termine cuando tenga siete años. Lo eliminará o se convertirá en una migraña clásica, la cual es más tratable.

Yo padezco migraña común. Comenzó poco después de que cumplí veinte años. No sé si existe historial familiar antes de eso. Ocurre cuando he tenido varias noches alteradas. Si la detecto a tiempo, puedo detenerla. Tomo Migraleve. A menudo comienza durante la noche. Siento un martilleo en la cabeza y tengo que sentarme. No puedo colocar la cabeza en la almohada. Lo que necesito es dormir, porque sufro por la falta de sueño, sin embargo, no puedo porque padezco esta desagradable migraña a mitad de la noche. Es difícil atender a Fiona. Me incomoda sentir náuseas, pero tengo que soportarlo. Al menos no vomito. Hay casos peores. Tuve migraña durante todo el embarazo, más que en cualquier otro momento. Si no tenía migraña, tenía dolor de cabeza. Tome propranolol durante el embarazo. Actualmente ya no lo hago. Las migrañas no son tan intensas.

Migraña oftalmológica

Esta forma de migraña poco común, normalmente se presenta durante la niñez entre los cuatro y los diez años, aunque algunas veces se presenta antes; predomina más en niños que en niñas. No necesariamente existe un historial familiar de este tipo de migraña. El dolor al frente, alrededor y arriba del ojo es el primer síntoma. Se vuelve más fuerte conforme transcurre el ataque, y puede durar entre dos y diez días, de acuerdo con Edwin R. Bickerstaff. Puede existir parálisis en los músculos que rodean el ojo, lo cual provoca que se caigan los párpados, se dilaten las pupilas y se experimente visión doble. Aunque esto es temporal y desaparece cuando el ataque termina, cualquier persona que experimente estos síntomas debe acudir con su médico para excluir la posibilidad de cualquier otro caso.

Migraña retinal

Aquí junto con el dolor de cabeza, el paciente padece una mancha o la ceguera completa de un ojo. Los síntomas duran una hora o menos. También hay un dolor sordo detrás del ojo. Esta es una forma rara de migraña y, de nuevo, el paciente debe acudir a consulta con un médico para descartar cualquier otro problema.

Otras historias

Las siguientes son algunas historias interesantes contadas por pacientes con migraña.

Robert experimentó ataques de migraña cuando practicaba deporte. Normalmente la migraña en el deporte es el resultado de un bajo nivel de azúcar en la sangre, pero en este caso no fue así.

Robert

Una tarde, cuando tenía 27 años, jugaba rugby y mi visión se puso borrosa. Pensé que me habían golpeado en la cabeza y tenía una conmoción. Durante ese juego parecía lento. Mientras iba a mi casa, sentí náuseas y un intenso dolor de cabeza que duró todo el día. Había sufrido de migraña durante la pubertad. Cuando tuve el primer ataque tenía trece años y llevaba un árbol de Navidad a casa desde el mercado. En ese momento no sabía qué sucedía, pero creo que vomité cuando llegué a casa y tuve un dolor de cabeza punzante. Mi madre y mi hermana sufrían de migraña. El médico me recetó

Stemetil. En esos días veía destellos de luz y tenía cegue-ra parcial. Mi cerebro no coordinaba mi cuerpo. Pensaba con claridad y hubiera podido expresar frases perfec-tas, pero las frases no salían en el orden correcto.

En la escuela lo oculté. No podía leer el pizarrón durante uno de los ataques. No quería quedar como un tonto en las clases. Me iba a casa si sentía que se acer-caba un ataque. Tenía un dolor de cabeza muy fuerte y, de todos modos, no podía trabajar.

Después de la pubertad todo desapareció y no tuve otra migraña hasta ese juego de rugby. Practicaba muchos deportes. Jugué mucho tiempo rugby, después squash, cricket y me ejercitaba. A partir de ese día se incrementó la migraña. Cada vez que practicaba algún deporte, tenía migraña. Los ataques fueron diferentes a los que tuve en la pubertad. No veía muchos destellos de luz, pero se me entumecían la nariz y la punta de los dedos de las manos. Los dolores de cabeza eran muy fuertes.

Dejé el deporte. No tenía caso continuar. Era una parte agradable de mi vida social y sentía frustración al observar un deporte y saber que no lo podía prac-ticar. Mi médico familiar me recetó propranolol. Sólo lo tomaba antes de practicar algún deporte pero, aunque me quitaba el dolor extremo, sólo funcionaba como re-lajante. Antes era muy competitivo, ahora me he vuelto muy tranquilo. Las pastillas se llevaron la voluntad de ganar. Jugaba un partido de squash con una actitud de "no me importa nada". Después tomaba Cafergot. Pero eso no tenía ningún efecto. Me volvía a sentir como al principio.

Fui a la City of London Migraine Clinic. Me atendió una doctora que me hizo varias preguntas. Dijo que era obvio que mi migraña se relacionaba con el ejerci-cio físico. Me preguntó si me daba migraña después de tener relaciones sexuales.

Le contesteque no.

Me asombró que me hiciera preguntas así. Pero ella fue muy directa, me preguntó otra vez, nuevamente contesté no.

Ella continuó: "Usted es muy afortunado, porque muchas personas la tienen." Yo también lo pensé. Difícilmente valdría la pena hacerlo si sufriría durante dos días después.

De todos modos, me examinó y me dijo que tomara dos aspirinas antes de practicar cualquier deporte. ¡Funcionó a las mil maravillas! He jugado rugby toda esta temporada y squash dos veces por la semana. Tomo dos aspirinas antes de cada juego y ahora no tengo problemas. Tal vez si me excedo en el ejercicio me da migraña. Pero todo indica que la doctora lo remedió ¡y sólo la consulté una vez!

Al igual que sus propiedades como analgésico, la aspirina también es un antiprostaglandínico. Se cree que la prostaglandina es una de las sustancias que contribuyen a la aparición de la migraña.

La historia de Rose no es divertida ni tiene un final feliz. Pero es un testimonio de lo que es sufrir en silencio durante la niñez.

Rose

Crecí en Irlanda durante la Segunda Guerra Mundial. Vivía con mi abuela en una adorable villa pesquera al oeste de Kerry. Mi padre y mi madre habían encontrado trabajo en West Ham en Londres. Cuando yo tenía siete años vine a vivir a Inglaterra. Fue un gran cambio. Tenía que aprender a comportarme como alguien nacido en la ciudad o me iban a arrancar la cabeza. No tengo memoria de la migraña en Irlanda. Ese es uno de los pocos fragmentos de mi vida en que no recuerdo haber sentido náuseas dolor de cabeza.

94

Mamá nos llevaba de vacaciones a Irlanda. Los viajes eran una pesadilla. Duraban 24 horas, y mucho del trayecto se hacía en tren. Cuando subíamos al bote sentía que mi cabeza se partía y me mareaba. Mi mamá se molestaba un poco y me daba una aspirina. Por supuesto mi familia eran personas muy fuertes, pues terminaban el viaje, tan frescos como una lechuga. No sabían lo que es un dolor de cabeza o sentir náuseas. Estaban felices y contentos con el desagradable viaje, pero yo necesitaba varios días para recuperarme. Recuerdo los domingos cuando recién llegué a Inglaterra. Mis padres siempre se levantaban tarde y yo tenía que ponerme a leer o hacer alguna cosa hasta el mediodía. En Irlanda me levantaba temprano y salía a correr y respirar aire fresco. Recuerdo haber tenido en esa época dolores de cabeza muy fuertes por leer sin haber desayunado. Mis padres eran muy estrictos. Cada quien se las arreglaba por sí solo. Eso se tradujo en bajo nivel de azúcar en mi sangre.

Mis padres me producían un poco de temor. No los conocía muy bien. Ambos trabajaban y yo llegaba de la escuela a casa y tenía que esperar sola hasta que mamá llegaba. Ella era enfermera. Mi padre era una persona intimidante. Cuando llegué de Irlanda no me comunicaba mucho con ellos porque sentía miedo. Parecía que no tenían idea de lo que eran los niños. Pero me tuvieron, y todo el tiempo que viví con mi abuela, pensaban en el ideal de niña soñada: bonita, inteligente y que sabía platicar del clima y todo lo demás. Pero la cruda realidad que recibieron de Irlanda era un poco decepcionante, además yo era muy débil. Solían llamarme "debilucha". Nunca les conté de los dolores de cabeza de los domingos por la mañana, pero hasta este día, si leo en la mañana me duelen los ojos y eso me provoca dolor de cabeza.

Somos una familia católica. En esos días, para comulgar en domingo tenías que ayunar desde la medianoche del sábado. Tomaba el té de 5:30 a 6:00 de la tarde del sábado. La misa era de 9:30 a 10:30 el domingo. De hecho tomaban la comunión a las 10:15. Recuerdo que me sentía morir, débil y fuera de lugar porque nadie más lo experimentaba. Nadie excepto yo lo sabía.

Una ocasión, cuando tenía doce o trece años, sufrí un colapso en la iglesia y eso fue muy atemorizante. Veía todo fragmentado. Pensaba que lo soportaría si me concentraba en la misa y en lo que decía el sacerdote. No distinguía al sacerdote y partes del altar habían desaparecido. Me tuve que recostar. Recuerdo que me sentí muy ruborizada y avergonzada. No estaba con mi familia, estaba en la escuela y recuerdo que un par de monjas me sacaron y fueron muy amables. Una me preguntó si tenía dolores de cabeza; ella parecía saber qué pasaba. Yo lloraba y decía que creía que me estaba quedando ciega, pero ella me consoló y dijo que sólo era un dolor de cabeza. Tuve algunos episodios como ese hasta que cumplí 18 años. Cada vez tuve menos problemas visuales pero dolor más intenso.

Recuerdo una vez que me regañó mi mamá. Yo planchaba y ella me compró un vestido a rayas rosas y blancas. Recuerdo que sentía oleadas de náuseas con sólo mirar el vestido. Las rayas parecían deslizarse y moverse. Le dije a mamáque no resistía ver el vestido. Se molestó mucho y pensó que era un capricho. Por eso no quise contarle que tenía dolor de cabeza. Actualmente no puedo mirar nada que tenga rayas. Todo ondeaba y ondeaba y me sentía mareada. Tengo muchos problemas con las luces de neón. Pero no es tan malo ahora que prácticamente no parpadean o tienen una cubierta.

En mis embarazos sentía muchas náuseas y dolores de cabeza durante los primeros seis meses; con el segundo eran tan intensos que estaba sorprendida de que mi

96

bebé naciera vivo. Disminuían en los últimos tres meses, pero todas las migrañas que no tuve regresaron tres semanas después del nacimiento.

Actualmente tengo dolores de cabeza todos los días. Al despertar siento que está a punto de estallarme un lado de la cabeza. Me entretengo con mis tareas. Si tengo suerte, se calma para la hora del té. Si no, se pone cada vez peor y puedo pasar un día y una noche terribles o sigo igual durante dos o tres días. No recuerdo algún día que me despertara sintiéndome bien. A veces, dos o tres días son menos malos, con sólo un dolor de cabeza molesto. Esos son mis mejores días.

Tengo un esposo muy bueno. Creo que si fuera impaciente y dijera:"Dios, no tienes dolor de cabeza otra vez, ¿o sí?", es probable que ya hubiera tirado la toalla.

Ruth tiene 29 años. Padece de síndrome de Down.

Ruth
(narrado por su padre)
Comenzó en 1987. Antes de que le practicaran una derivación. Hacen eso para aliviar la presión en el cerebro. Pasan una línea desde la cabeza hasta el diafragma para drenar la presión. Cuando tuvo su primer migraña el médico familiar pensó que era sólo un virus. Pasaron doce meses completos y todo estuvo más o menos normal. Después tuvo nuevamente un ataque. El médico pensó que podría ser migraña, y después los ataques sucedían cada tres semanas con bastante regularidad con una duración de doce horas. Vomitaba mucho y cosas por el estilo, pero doce horas después ya estaba bien.

Le hicieron todo tipo de pruebas y los resultados eran normales, así que todo se concentró en la migraña. Le recetaron Sanomigran. Eso pareció ayudar.

Incluso pasó diez semanas sin un ataque. Después cuando tuvo uno, fue muy intenso. En lugar de durar 12 horas, duró 24 y fue muy intenso.

Cuando el ataque comienza, ella está muy quieta. Dice que tiene una sensación extraña en el estómago y la cabeza y que ve luces. Después, comienza el vómito, cada media hora, con mucho esfuerzo. Eso dura 24 horas completas. A veces duerme una hora. Lo que en realidad parece destruirla es el dolor de cabeza. La hace llorar. No soporta la luz. Tiene que estar en una habitación oscura. Tampoco tolera el ruido. No puede llevarse nada a la boca durante esas 24 horas; hasta un sorbo de agua la hace vomitar. Ahora sólo toma propranolol.

Puede moverse y hacer cosas. No está completamente incapacitada. Su habla es limitada. Pero ella es brillante. Es capaz de evaluar lo que pasa. Puede ver y concentrarse con la televisión. Se comunica durante la migraña. Nos señala lo que le duele. Algunas veces tiembla con violencia, casi como un ataque epiléptico. Le sacaron un electroencefalograma sólo para revisar eso, pero no mostraba señales de epilepsia. Lo que empeoró la situación fue la pérdida de su madre el año pasado.

Laura tiene migraña tres veces al año. Cuando comenzó a tomar pastillas anticonceptivas, iniciaron las migrañas y los ataques continuaron incluso cuando dejó de tomarlas. Ahora, quince años después, son tan intensas que, en un ataque reciente, pensó que iba a morir y quiso despedirse de sus hijos mientras estaban dormidos.

Laura
Cuando comienza, siempre es en mi mano derecha. Incluso aunque no la mire tengo la sensación de que mi mano crece. No puedo apartar el ojo derecho de la mano y hasta camino con la mano en la espalda para

98

no verla. Parece alargada todo el tiempo. A partir de ese momento, veo una especie de fuente de luz que sale de mi ojo derecho y después destellos, hasta que mi visión se vuelve borrosa. No puedo enfocar. Si camino hacia la pared, no voy en línea recta.

Después, pierdo el habla y mi mano se adormece. En ese momento siento que puedo clavarme un cuchillo en la mano y no sentir nada. Esto dura una hora y media. Después viene el dolor de cabeza y es terrible. Siento como si mi cabeza fuera a explotar. Después, no puedo moverla durante un par de días, siento como si me hubieran golpeado no puedo voltear rápido ni hacer movimientos repentinos.

Una vez, a media noche, sentí tanto dolor que creí que mi cabeza iba a explotar. Pensé que me iba a morir. Ahora suena tonto, pero en ese momento creía realmente eso. Casi desperté a mis hijos para darles un beso de despedida, porque pensé que iba a tener una hemorragia cerebral y no estaría ahí en la mañana. En esa época, mis hijos tenían once y ocho años.

Los siguientes cuatro días me sentí como si no estuviera ahí. Estaba como en otro planeta, a kilómetros de mi cuerpo. El médico dijo que pudo haber sido como un ataque de apoplejía ligero, pero fue grave.

Claire ofrece una descripción lúcida e interesante de su aura y de los síntomas.

Claire

La he tenido, con sus peculiares emanaciones, desde que era niña. Solía percibir olor a quemado, y parecían moverse las grietas del yeso y las paredes por el bombardeo. No recuerdo las molestias visuales durante el día, pero sí los olores y las arañas que, en realidad, no estaban ahí; también sentía las manos enormes; ahora sé que sentía lo mismo que Alicia en el país de la mara-

villas. El mismo crecimiento y encogimiento que descri-
bió Lewis Carroll y recuerdo que una noche estaba
acostada y sentía que me encogía al tamaño de un
guisante. Nunca se lo conté a nadie porque era fantás-
tico, y me regañaban por eso.

Mis padres sufrían dolores de cabeza espantosos.

Mi madre vomitaba. Mi padre tenía doble visión y
puntos ciegos por la migraña. Nunca olvidaré una
noche que estaba sentado en una silla y nos dijo que
una gran mancha se movía frente a su vista y no le dio
importancia, pero al instante siguiente mi mamá y yo
estábamos sobre la mesa porque ahí estaba la araña
más grande del mundo. ¡Era real! Él solía tener ese tipo
de perturbaciones visuales. Mamá se quejaba de ver
garabatos ondulantes. También la atacaba un terrible
vómito.

No padecí vómito; sólo tenía extrañas molestias. Al
llegar a la pubertad comencé a tener dolores de cabeza.
Nadie dijo nada. Supongo que esa etapa no me atemo-
rizó porque yo había observado a toda la familia —y
cuando digo toda la familia, me refiero a mi padre, mi
madre, mi tío, mi abuelo—. No fue sino hasta que
cumplí 22 años y me casé, que el médico me diagnosti-
có migraña. No le conté al médico sobre las molestias
corporales, porque era un viejo gruñón que sólo trata-
ba los dolores de cabeza y a quien no le interesaba el
aura.

Aún tengo esa extraña sensación en las manos y el
encogimiento y esto precede al dolor de cabeza. Muy de
vez en cuando tengo lo que denomino almenas. Veo las
formas dentadas que se observan en la parte superior
de un castillo en la esquina superior izquierda de mi
campo visual. Esto es una buena advertencia y tomo
Migraleve y también me sirve mucho un medicamento
llamado Froben, que es un antiinflamatorio sin es-
teroides.

Siento cómo palpita cada uno de mis dientes. Los siento enormes y todos me duelen.

La sensación que tengo de mi cuerpo es que es enorme y grueso. Siento cómo me separo de mi cuerpo. No puedo pensar correctamente. Mis ideas están completamente confundidas. Me tengo que recostar. Siento como si me hubieran golpeado en la cara, y a veces me sangra la nariz. Siento dolor en la piel, luego en la sien, las uñas, los ojos, la mandíbula y todos los dientes, eso dura hasta 24 horas. La sensación en el cuerpo dura un par de horas. La cabeza sólo me punza si me muevo. Si me quedo quieta, estoy bien. Es como si mi cerebro se volviera una gelatina al rojo vivo y cada movimiento hiciera temblar la gelatina y cada temblor fuera muy doloroso. Al siguiente día mi piel está muy sensible, como si me hubiera quemado. Toda mi cabeza está sensible. Me duele peinarme y siento náuseas por los medicamentos. Mi esposo dice que me pongo gris. La sensibilidad está en la cabeza, donde estaba el dolor.

En la actualidad, sentir que crezco y empequeñezco no me asusta porque sé lo que es. Empequeñecer era atemorizante porque tenía la sensación de caer y me hacía sentir náuseas. Eso me sucedía durante el día. Estaba sentada en mi escritorio y sentía como si cayera a través del asiento de la silla. A Lewis Carroll le ocurría en un montículo.

Traté de no vivir con miedo a eso. Evito las discotecas. Me aseguré de tener una rutina de alimentación. Llevo comida cuando viajo, evito desvelarme. Es difícil, porque mi esposo es irlandés y su familia es muy sociable. Para mí son difíciles las reuniones familiares.

Capítulo VII
DOLORES DE CABEZA EN SERIE

Síntomas

Esta rara afección es predominantemente un trastorno masculino que afecta a menos de 0.1% de la población. De ese porcentaje, por cada mujer, cinco hombres sufren dolores de cabeza en serie. La condición se conocía como neuralgia por migraña, pero ahora no se considera migraña. Sin embargo, algunas veces los dolores de cabeza en serie se diagnostican como migraña y viceversa.

Se les llama "en serie" porque se presentan en tandas. El paciente puede tener un ataque todos los días durante un periodo de, aproximadamente, seis a doce semanas, pero después no presenta ningún síntoma durante varios meses, un año o más. Es común que muchos pacientes tengan un periodo de ataques en serie más o menos en la misma época cada año; y es todavía más común que las víctimas experimenten un ataque a la misma hora cada día. Muchos pacientes sufren más de un ataque al día y algunos pueden tener ataques en serie crónicos sin respiro durante varios años.

Este tipo malestar es muy doloroso. Una de las características es que el paciente no puede quedarse inmóvil. Se pasea de arriba a abajo y se mece hacia atrás y adelante; muchos golpean su cabeza contra la pared y presionan su ojo afectado con las manos. Los pacientes han dicho que se vuelven tan frenéticos durante un ataque, que arrojan cosas. Mark ofrece una buena descripción de un ataque en su relato. El dolor de cabeza es casi siempre de un lado y regularmente es el mismo. A veces afecta el lado opuesto en una serie diferente. El dolor es punzante, ardiente, penetrante, y se centra alrededor del ojo. Otros síntomas son nariz congestionada o con escurrimientos, al igual que ojos irritados y llorosos y el párpado caído en el ojo afectado.

Comunmente el ataque se presenta de repente, con poca o ninguna advertencia, y a menudo, despierta al paciente durante la noche. Casi todos los ataques en serie duran alrededor de 45 minutos o, en algunos casos, hasta tres horas. A menudo, la frecuencia y la intensidad de los dolores de cabeza están a su nivel más bajo al principio y algunas veces hacia el final del periodo de ataques en serie. Otras personas experimentan una "rápida sucesión" justo antes del final del ataque.

Se sabe que el alcohol es un activador, pero sólo durante un periodo de ataques en serie. El ataque se presenta media hora después de ingerir el alcohol. La nitroglicerina (la cual se utiliza en el tratamiento de angina) también puede iniciar un ataque, mientras que fumar puede hacerlo aún más intenso. Sin embargo, dejar de fumar no alivia la afección.

Tratamiento

No se sabe, escribe J. N. Blau en *Understanding Headaches and Migraines*, si el dolor viene de los vasos sanguíneos locales dilatados o de los nervios que se comunican con estos vasos. Normalmente, el tratamiento se concentra en prevenir un ataque, lo cual es difícil ya que prácticamente no ofrece ninguna advertencia. El tartrato de ergotamina puede ser muy eficaz en el tratamiento de los dolores de cabeza en serie. El Dr. Blau escribe:

Una manera eficaz de tomar ergotamina es en forma de supositorio. Si los ataques se presentan en la noche, el supositorio debe aplicarse antes de acostarse. Si los ataques se presentan de día, el supositorio debe aplicarse en la mañana.

Después de unas cuantas noches de libertad, la dosis puede reducirse al cortar una porción del supositorio a tres cuartas partes, dos tercios, así hasta llegar a la mitad. Igual que cualquier medicamento, debe tomarse la dosis mínima eficaz.

Otro modo de usar ergotamina es mediante un inhalador en aerosol llamado medinhalador. Una de las ventajas adicionales de usar ergotamina para los dolores de cabeza en serie es que normalmente no tiene efectos secundarios adversos cuando se usa por un periodo corto, como de seis u ocho semanas, lo cual es el lapso promedio de un ataque en serie. Otros medicamentos que se utilizan para tratar los dolores de cabeza en serie son el metisergide, el litio, la prednisolona y el pizotifén. Todas se describen con más detalle en el capítulo XI.

Un modo diferente y a menudo eficaz de detener un dolor de cabeza en serie es inhalar oxígeno. Otra vez, el Dr. Blau explica:

Inhalar oxígeno de un cilindro a una velocidad de siete litros por minuto, utilizando una mascarilla de plástico, puede interrumpir ataques a los cinco o diez minutos. Este método funciona en seis de diez pacientes. El cilindro de oxígeno debe mantenerse al lado de la cama para, cuando comience un ataque, poder inhalarlo. Es importante tener la mascarilla correcta. Se necesita un cilindro de oxígeno grande, porque el oxígeno debe fluir a siete litros por minuto (los cilindros pequeños sólo manejan cuatro litros por minuto). Los médicos generales pueden recetar oxígeno para dolores de cabeza en serie.

Tony habla acerca del uso de oxígeno para los dolores de cabeza en serie en su historia. Se cree que el oxígeno hace que los vasos sanguíneos se contraigan si se inhala al principio de un dolor de cabeza.

Este es un relato testimonial muy explícito de ataques de dolores de cabeza en serie. Mark es vendedor y tiene tres hijos. A pesar de que ha sufrido mucho con los dolores de cabeza en serie durante más de once años —un ataque duró 18 meses— ha tenido mucho éxito en su trabajo, ha ganado trofeos y premios en el arte de vender. Mark también es muy aficionado a practicar deportes: acostumbra jugar futbol y es cinta azul en kung fu.

Mark

Lo llaman dolor de cabeza suicida. Es la mejor manera de describirlo. Nunca he sentido un dolor como éste. Practico artes marciales y peleo cada semana. Es el peor dolor que he conocido. Es atroz y no hay alivio. Afecta la parte trasera de mi ojo, mi nariz, mis dientes, mi cuello, mi hombro, y todo el lado izquierdo de mi cara. Las personas dicen que el dolor es como una espada que atraviesa el ojo y se remueve en su interior. Creo que es una buena descripción, y puedo añadir que es un dolor punzante.

Siempre es en el lado izquierdo de mi cara. Puede durar hasta una hora y media, pero me parece que crece hasta alcanzar un punto máximo. Digamos que un ataque promedio dura una hora: en los primeros cinco minutos se intensifica y a los treinta minutos, literalmente, golpeo mi cabeza contra la pared. Es una agonía. No puedes hablar, te lloran los ojos, hay escurrimiento nasal. Andas de aquí para allá por tratar de deshacerte de esa maldita cosa. Me agrada estar solo en algún lado, pero no en una habitación oscura. Tengo que esforzarme y luchar. La migraña que tuve en el pasado, era de las que te hacía sentir agobiado, con dolor de cabeza, te hacía recostarte y esperabas poder dormir para deshacerte del dolor. Aquello no es nada comparado con esto. Necesitas moverte de aquí para allá. Cuando estoy en casa voy a la recámara, al baño, me muevo todo el tiempo, tratando de combatir el dolor.

Mi esposa y mis hijos me ven deambular en agonía. Me esfuerzo y me voy a la recámara para no afectar a los demás, Sin embargo, todos saben lo que sucede y no pueden evitar enterarse. También tiendes a gemir un poco. Dicen que es para ayudar a aliviar el dolor y parece que ayuda. He tratado de evitar que nos afecte como familia, pero es obvio que la afecta. Los ataque sucedían cerca de Navidad. La arruinaban porque pasaba mucho tiempo en la recámara. Una vez que se me quitaba el dolor de cabeza, regresaba a la planta baja a integrarme a la familia como cualquier persona.

Si voy manejando, tengo que detenerme. Un temor muy grande es manejar en carretera. Me acerco a la orilla, porque no puedo manejar. No puedo hacer nada. Tengo que arreglármelas y continuar. Si estoy en carretera no puedo orillarme, pero en un camino normal me bajo del automóvil e intento caminar un poco. Es difícil cuando tienes que atender un empleo y, no sólo eso, es un poco embarazoso porque la gente te mira. Algunas veces sólo me siento en el auto, pero me muevo todo el tiempo, tratando de frotar mi cabeza o mi hombro. Necesitas moverte sin cesar.

Los últimos 10 minutos, cuando disminuye, es un verdadero alivio. Siento como pequeñas sacudidas eléctricas —siento el cambio en la sien, el oído, o el lado inferior del cuello—. No es tan doloroso. Es bastante placentero tenerlas, porque sé que el dolor cede y disminuirá poco a poco.

He probado cuarenta cosas diferentes. Los analgésicos no me sirven. Lo único que funcionó fue la morfi-

na, cuando tuve cinco ataques en un día, los cuales duraron una hora cada uno. Al final llamé al médico y él me la recetó. Funcionó. He probado con la acupuntura, el quiropráctico, la matricaria: nada me sirvió. He tomado Deseril, Sanomigran, ergotamina y Tegretol, sin éxito. El único activador que conozco es el alcohol.

Fui tratado de sinusitis, el médico me recetó varios atomizadores, incluso me mandó con un especialista. Me tomaron placas de los senos nasales porque mi nariz siempre estaba bloqueada durante un ataque. El especialista pensó que algo andaba mal, aunque los rayos x no mostraron nada extraño. No sabía nada de los dolores de cabeza en serie.

Mark terminó por ingresar en la Princess Margaret Migraine Clinic del Hospital de Charing Cross. Después de una tomografía axial computarizada y otras pruebas, le recetaron un bloqueador del canal de calcio (consulte el capítulo XI), el cual parece ayudarle.

Lisa era maestra de escuela. Un día sus alumnos decidieron jugarle una broma. Usaba un viejo pizarrón de pedestal y ellos lo colocaron como una trampa. En cuanto se paró frente al pizarrón, éste cayó sobre ella y la dejó inconsciente. Estuvo en el hospital una semana y la migraña apareció poco después. Varios años más tarde comenzaron los ataques en serie. Ahora padece migraña y dolores de cabeza en serie. Tiene dos hijos pequeños, y eso significa perderse una gran parte de su niñez.

Lisa
Llegan alrededor de enero o febrero cada año y duran doce semanas. Las primeras veces, ocurren durante la noche, me despiertan. Mi ojo izquierdo enrojece, muy inyectado. Mi nariz se tapa y después tengo fluido nasal al mismo tiempo. Es un dolor tremendo que atraviesa el ojo del lado izquierdo. No es un dolor de cabeza. No

es como la migraña, durante la que quieres recostarte. Es como estar en trabajo de parto y no saber dónde sentarte. No sabes dónde poner la cabeza para sentir alivio. En casa ando de aquí para allá. Me siento y pongo mi cabeza entre las rodillas. Esto dura cerca de una hora si no sigo un tratamiento. El ataque más largo fue de dos horas.

En las primeras etapas del dolor en serie es probable que tenga un ataque en la noche. Pero en las etapas medias puedo tenerlos cada dos horas durante toda la noche. Dura tres semanas al principio y tres semanas al final, así que la fase media dura seis semanas. De todos modos, casi no puedo dormir, porque apenas comienzo a hacerlo cuando empieza otra vez. Estoy hecha añicos. Mis ojos se inflaman mucho. No puedo manejar. No sirvo para nada. Quedo exhausta.

Comenzaron hace cuatro años. Probé todos los medicamentos existentes: ergotamina, metisergide, litio. No reacciono bien a los medicamentos. Probé esteroides y llegué a pesar 39 kilos. Terminé por tratar el dolor sólo con petidine.

El problema es usarlo durante un periodo muy largo. Comencé con una dosis de 50 ml pero hacia el final la dosis era de 300 ml para un ataque. Es mucho petidine. El oxígeno funciona al principio y al final de la fase. Ningún analgésico sirve porque no entra en el sistema con suficiente rapidez. Tengo que ponerme una inyección.

Durante las primeras tres semanas sólo tomo el oxígeno, y cuando llego a la etapa donde tengo un ataque cada dos horas, ingreso al hospital. Una vez estuve internada durante ocho semanas. En el hospital me aplican inyecciones de petidine y también el oxígeno. Este año me enseñaron a aplicarme yo misma las inyecciones de petidine. Me dieron una naranja y una ampolleta con agua para practicar, y me inyecté agua cuando no tenía el dolor de cabeza. Es muy doloroso y es difícil controlar tu mano mientras te inyectas. Me inyecto en el muslo. Soy bastante delgada y es difícil encontrar un lugar donde inyectarme. Al final, mis piernas eran todo un paisaje.

Una vez me dejaron salir porque pude ponerme sola las inyecciones. El problema es que debes aumentar la dosis, porque te vuelves tolerante al petidine. Después cuando el dolor de cabeza comienza a disminuir, reduces el petidine, pero tu cuerpo comienza a ansiar el medicamento y fácilmente me hubiera inyectado el petidine cuando no lo necesitaba. Le pedí a mi padre que buscara las ampolletas para mí. Cuando sentí los espantosos síntomas de la falta del medicamento ingresé nuevamente al hospital para ayudarme a dejarlo. Sientes que está al límite de tus fuerzas. Sientes que tu cuerpo se arrastra. Sólo quiero frotar mis brazos y mis piernas, caminar de arriba a abajo. Soy músico. Solía tocar el piano. Aunque era algo sólo para distraerme, tuve que olvidarlo.

Durante el periodo de rehabilitación estuve en el hospital y tenía alucinaciones. No recuerdo mucho, pero mi esposo dijo que hablaba de unos duendes. Me sedaron mucho el año pasado. Ya no lo hicieron este año.

A veces me enfado. Mi hijo menor no quería acercarse a mí cuando salí del hospital. Tenía miedo de sentirse muy cercano a mí en caso de que tuviera que irme otra vez. Somos una familia muy unida y hacemos muchas cosas juntos.

Por suerte, mi neurólogo también padece de dolores de cabeza en serie y es muy comprensivo, pero cada vez que me interno en el hospital hay médicos jóvenes a quienes nunca he visto antes, aunque las enfermeras no cambian. Los médicos se tardan todo el tiempo del mundo para comprender en realidad lo que enfrento.

De hecho las enfermeras les dicen que deben verme durante un ataque. Pero los médicos contestan:"Vamos, un dolor de cabeza sólo es un dolor de cabeza."

Tengo que planear a futuro. Compro tarjetas de cumpleaños para todo el año, las escribo y preparo para que mi esposo sólo tenga que enviarlas por correo. Con dos hijos, cuando regresas a hacerte cargo de tu hogar, no hay tiempo para subir los pies y descansar. Mi médico me dijo que sus dolores de cabeza en serie disminuyeron al cumplir cincuenta años, de modo que tengo que esperar otros once años. Siempre existe la posibilidad de que surjan otra vez con cualquier cosa.

George, un programador de computadoras, ha tenido tres ataques importantes de dolores de cabeza en serie en un lapso de siete años. En el último, experimentó un dolor sordo detrás de los ojos que duró todo el periodo del dolor en serie, el cual fue de seis semanas. Además de esto, estaban los ataques de dolor intenso que tenía a diario.

George

Una mañana me desperté completamente estrábico. Unas noches antes, había tenido un dolor de cabeza muy fuerte y tomé algunas tabletas para la migraña. La caja decía que una persona entre mil sufría de pérdida de coordinación. Pensé: "Esta es una grave falta de coordinación." Duró cuando menos un mes. El dolor iba y venía. Decidí usar un parche sobre un ojo, concentrarme y ver sólo con uno. Estaba en el primer año de la carrera y presenté simulacros de exámenes. Resolví los tres exámenes con el parche en el ojo, y ese fin de semana el dolor desapareció y pude presentar los otros tres exámenes normalmente.

Ese fue el primer ataque. Desde entonces he padecido otros dos. El último fue el peor. El problema visual comenzó de nuevo en el ojo izquierdo. Cinco días después, me dolían ambos ojos y también me dolía la boca cuando comía. Mi acné empeoró. Todo el tiempo tenía un dolor sordo en la parte de atrás del ojo. Me gusta mucho la música pop, a otras personas les molesta, pero a mí me ayudó. Poner música era como recuperar algo. Me aferraba a ella. Sé que algunas personas dicen que el ruido es malo, pero yo lo encontraba relajante.

Fui a la Princess Margaret Migraine Clinic y consulté a un médico, quien diagnosticó de inmediato dolores de cabeza en serie. El dolor era muy intenso y también comencé a entumecerme. Me recetaron esteroides: 5 ml de prednisolona. Tomé doce dosis durante dos días; diez los dos siguientes días; ocho durante otros dos; seis dos días más; cuatro durante otros cuatro días, y dos durante los últimos ocho días. Cuando me tomé las doce dosis el dolor se fue por completo. Pero, para el segundo día de ocho, el dolor había regresado, y era peor. Todas las mañanas me despertaba con un dolor punzante en el ojo. Veía que eran las cuatro en punto; no cinco minutos antes ni cinco minutos después. Me tocaba la cabeza y, si el dolor era muy fuerte, me presionaba el ojo. Me sentía con náuseas. También mi lengua se entumecía durante los ataques en serie.

Cuando tomaba esteroides aún trabajaba. En una etapa que ingería seis dosis, estuve en un salón de conferencias durante media hora y no pude trabajar, no pude hacer nada; el dolor era muy intenso. Debía tomar mi siguiente dosis en media hora y estaba en la sala con la cabeza entre las manos. Antes de eso, las personas me decían Señor Sereno porque usaba lentes para el sol todo el tiempo. Después, se dieron cuenta de que era algo serio.

Mi jefe me llevó a una pequeña habitación y tuvimos una reunión con varios directivos. Dijeron que sería mejor que descansara mientras estuviera toman-

do esteroides, porque me habían notado hiperactivo en la oficina. Me encanta bromear, aunque sí cumplía con mis tareas. Pero creo que me excedía debido a los esteroides. Dijeron que era perturbador. Así que tomé dos semanas de descanso.

Ccuando terminé con los esteroides, consulté a otro médico en la clínica, y me recetó Epilim, que normalmente se asocia con la epilepsia. Debido a que ocurrió cuando estaba al final del ataque, no sé si fue la época o que el Epilim había funcionado.

Tony había padecido dolores de cabeza en serie durante doce años. Los ataques le duraban de dos a cinco meses y después pasaba nueve meses sin síntomas. Ingirió ergotamina durante ocho años, pero se sometió a una angioplastia (operación del corazón) y ahora no puede tomar el medicamento.

Tony

Usaba un par de horas antes el medinhalador, una vez que conocí su ciclo. Nueve de diez veces el dolor no se presentaba. Ahora no puedo tomar ergotamina ya que es muy mala para el corazón. La tomaba todos los días durante los ataques en serie. Nunca tuve síntomas por el retiro de ese medicamento.

En un ataque típico la nariz me fluye, me duele desde arriba del ojo izquierdo hasta la parte trasera del cuello. El dolor varía del cuello al ojo. Normalmente comienza en el ojo. Siempre sé cuando viene porque mis ojos se dilatan. El ataque dura un mínimo de dos o tres horas y un máximo de cinco o seis horas. Lo único que sé que activa el ataque es el alcohol. Si bebo alcohol, en 10 o 15 minutos se presenta. Pero sólo durante el periodo de ataques en serie.

A veces el medinhalador no funcionaba. Por suerte, cuando sucedía eso podía tomar oxígeno por 15 minu-

tos y el dolor de cabeza se me quitaba de inmediato. Y no regresaba hasta el día siguiente. Así que siempre llevaba un cilindro de oxígeno en el automóvil y siempre tenía uno en casa. Es del tamaño de un portafolios. Pero no puedo llevarlo en avión. No puede someterse a la presión, así que tengo que vaciarlo y después llenarlo en el extranjero. Ahora cuando salgo de vacaciones siempre confirmo que el hotel disponga de oxígeno; muchos hoteles continentales lo tienen. Lleno mi propio cilindro o uso el de ellos.

Otro problema con el oxígeno es que nadie sabe si éste debe utilizarse con receta o no, o cuánto cobrar por su uso. Mi médico no comprendía la cantidad de oxígeno que se consume durante un ataque en serie. Pensaba que usaba la máxima cantidad, pero no. Consumía dos cilindros de oxígeno en una semana. Tuve que conseguir una carta de un especialista diciendo que era correcto usar tal cantidad, de otro modo el médico se habría rehusado a darme la receta. Conseguir oxígeno en el extranjero es muy fácil.

Antes de consumir medicamentos, la migraña afectó mi vida laboral. Una vez que sentía el dolor, tenía que ingerir Valium, lo cual me hacía dormir. Después, cuando tomaba Cafergot, me iba a la cama con un supositorio de Cafergot y un Valium; era suficiente; me retiraba unas tres horas durante el periodo laboral.

Algunas veces siento venir el dolor cuando estoy en el automóvil. Me estaciono, me paso al asiento trasero, tomo el cilindro de oxígeno, lo abro y lo empleo. La gente me ve como si estuviera loco. En una ocasión, unos policías sospecharon algo cuando me pararon y vieron el cilindro. Me preguntaron que para qué era, y respondí que por razones médicas. Pensaron que estaba totalmente desquiciado. De modo que les dije que también lo usaba como soplete para un trabajo de seguridad, entonces me dejaron ir.

Los médicos familiares no entienden los ataques en serie. Creen que son iguales a la migraña, lo cual no es así. Llegué a la etapa de literalmente golpear mi cabeza contra la pared sólo para aliviar ese dolor con uno de otro tipo. También aplico presión en ciertos puntos y a veces esto hace desaparecer el dolor.

Capítulo VIII
LA MIGRAÑA EN LOS NIÑOS

Síntomas

Cuando se considera que casi un tercio de pacientes con migraña tienen su primer ataque antes de los diez años y que existen seis millones de pacientes con migraña en el Reino Unido, se comprende cuántos niños experimentan la enfermedad en uno u otro momento. Aunque en muchas formas los síntomas son similares a los de los adultos con migraña, la dificultad con los niños es la comunicación, sobre todo cuando son muy pequeños. La migraña en la niñez a menudo se relaciona con el malestar por viajar. Casi todos los niños padecen migraña sin aura y el dolor de cabeza normalmente es punzante en la parte frontal de la cabeza. A menudo se despiertan con dolor de cabeza. Pueden presentarse náuseas y vómito. Con frecuencia tienen un dolor de estómago además del dolor de cabeza, o puede ser independiente. Esto último se denomina migraña abdominal, y el capítulo VI contiene una descripción hecha por Andrew.

Es importante tener una imagen clara de los síntomas, para su propia tranquilidad y para dar al médico una descripción lo más completa posible. Si su pequeño se aprieta la cabeza, quizá (pero no necesariamente) en un lado, se aleja de su comida, quiere estar quieto, es apático y bosteza, puede ser migraña. Otros síntomas son palidez, irritabilidad y un caminar tambaleante.

Algunos niños tienen perturbaciones visuales: en el capítulo II, Jane describió las suyas. Pero Jane es una niña más grande; un niño pequeño puede decir: "Veo cosas raras" o "Veo fuegos artificiales, garabatos o gusanos." En el capítulo VI, Claire dice que, cuando era niña, nunca le dijo a sus padres que solía sentir que crecía y empequeñecía, por miedo a que la tacharan de "imaginativa", y sus padres eran pacientes con migraña. De modo que tome en serio los "garabatos" y los "gusanos". No suponga de manera automática que el niño imagina cosas, sobre todo si alguien de la familia padece migraña.

Las perturbaciones visuales pueden ser tan aterradoras para los niños como para los adultos. Analice la migraña con su niño, y explíquele que los síntomas visuales son parte de la migraña. A propósito, los niños con migraña a menudo son sensibles a la luz, de modo que esa es otra señal de advertencia que debe tomar en cuenta. Un aspecto positivo es que los ataques en los niños normalmente duran mucho menos que en los adultos.

Vale la pena consultar al médico si tiene una ligera sospecha de que su hijo sufre de migraña. Debe informar al médico de los dolores de cabeza acompañados de fiebre, y comprobar el dolor de estómago, también para estar seguro.

Como con los adultos, la migraña en los niños se confunde con sinusitis. Los síntomas más comunes de la sinusitis son moquear, tos persistente e infección recurrente en el oído. El mejor modo de diagnosticar la sinusitis es por medio de los rayos x.

Tratamiento de autoayuda

El Dr. J. N. Blau, una eminente autoridad en migraña, dice que puede curar a niños con migraña en una sesión sin recurrir a ningún medicamento. Su método es bastante simple: los hace desayunar.

De modo que volvemos a mencionar el nivel de azúcar en la sangre. Los niños pueden portarse muy mal a la hora de desayunar; hacer que coman algo es una pesadilla. Pero desayunar es importante para todos los niños, y para los niños con migraña es imperativo. Tome esta escena: el pequeño Michael toma una taza de chocolate caliente antes de acostarse a las nueve de la noche. No desayuna a la mañana siguiente, pero para las once de la mañana en la escuela tiene hambre, de modo que se compra una barra de chocolate. La comida de la escuela está "fatal", así que juega con su plato en lugar de comer (o, si está abierta la tienda escolar, se compra unas "papas fritas", otra barra de chocolate y un refresco en lata). Cuando llega a su casa a las cuatro de la tarde, ¡sorpresa!, el niño tiene dolor de cabeza. No sólo la ingestión de comida azucarada junto con el ayuno, disminuyó su nivel de azúcar en la sangre, sino que practicó deportes y juegos bruscos con sus compañeros, y este uso de la energía precipitó una disminución adicional de los niveles de azúcar en la sangre.

El desayuno es una batalla que usted debe ganar. El cereal o el pan tostado están bien y ninguno requiere mucho tiempo para comerlo. El jugo de fruta o el té también son fáciles de tomar. Si puede hacer que coman una fruta o un pan con jamón, atún, ensalada o algo para comer como bocadillo durante el día, mucho mejor. La migraña en los niños puede activarse por la misma comida que la desencadena en los adultos. En el capítulo IX se analizan los alimentos que la provocan. Pero recuerde que es importante asegurarse que su niño coma con regularidad y tenga una dieta balanceada. Si su niño es sensible a la comida, recuerde que algunos analgésicos líquidos, tienen que ser tomados con aditivos para que se vea y sepa bien. Tenga cuidado, porque dichos aditivos pueden ser azúcares, endulzantes, conservadores, saborizantes y colorantes. Todos pueden causar reacciones alérgicas.

Recuerde que cuando los niños padecen un ataque, se sienten muy mal, tienen mucho dolor y es probable que también sientan temor. Quieren estar en un lugar tranquilo y oscuro y tal vez quieran estar solos o acompañados. Jane, en el capítulo XII, prefiere estar sola, mientras que Amanda —quien, por cierto, es mi hija y cuenta su historia en este capítulo—, no. Normalmente padece una hora de dolor intenso y le gusta tener a alguien con ella. Por lo tanto, meta a su hijo en la cama si está listo para eso, pero sáltese el baño y la rutina de lavarse los dientes y permanezca a su lado cuando menos por un rato, si puede, o regrese a verlo para que se sienta seguro que no lo ha olvidado.

Tratamiento médico

Si puede atrapar al ataque con suficiente rapidez, tal vez sólo necesite un simple analgésico —como el paracetamol en pastilla o diluido—. Permanezca con el niño mientras toma la medicina. Sepa que muchos niños tiran las pastillas al inodoro o las esconden y dicen que no funcionan. Por cierto, los niños menores de doce años no deben ingerir aspirina.

Ya que es importante introducir el analgésico al sistema lo más rápido posible, vale la pena hablar con su maestra. Si el niño siente que es "seguro" decirle a la maestra cuando cree que se acerca un ataque, y obtener de inmediato el tratamiento, puede evitarse mucha angustia innecesaria. Asimismo, si percibe síntomas que afectan la vista, dígaselo a la maestra y proporciónele un resumen de la explicación médica. Sólo necesita decir que el estrechamiento de los vasos sanguíneos provoca los ataques y que el dolor de cabeza se presenta cuando se dilatan esos vasos. El punto es que su niño necesita ser tomado en serio, no que se rían de él.

Aunque muchos de los medicamentos para niños son los mismo que usan los adultos con migraña, se aplican dosis diferentes. El peso corporal de un niño es menor y, en los niños muy pequeños, el hígado y los riñones no se han desarrollado por completo. Todo esto debe tomarse en cuenta cuando le receten medicamentos. Resista la tentación de darle a su hijo un poco menos de lo que usted toma: primero consulte a su médico.

A veces se receta a los niños propranolol o Sanomigran, como medicina preventiva. Casi todos los médicos tratan de no dar a los niños medicamento diario. No es una buena idea que los niños empiecen a depender de las pastillas. Como regla, los niños que toman medicina a diario por dolores de cabeza frecuentes deben dejar el tratamiento después de un corto periodo.

Amanda tiene doce años. Sufre de migrañas sin aura y experimenta muchas náuseas, aunque no vómito. Todavía no comienzan sus periodos y no hay un esquema particular de la aparición de sus ataques. Nada en su alimentación parece activar la migraña.

Amanda

Estábamos en Francia de vacaciones, dormíamos en una tienda de campaña. Uno de mis padres dijo que íbamos a conducir hasta España. Era un viaje extenso y debíamos seguir un camino muy largo y sinuoso por las montañas (Los Pirineos). Comencé a sentirme mal. Papá decía: "Mira este estupendo paisaje", pero yo sentía náuseas. Cuando llegamos a España, mamá se veía extraña al salir del automóvil. Dijo que se sentía mareada. Pensé: "Oh no, ambas vamos a tener migraña. Pobre papá". Comimos algo estupendo y mamá dijo que se sentía mejor y yo también.

Fuimos a un museo y vimos algunas pinturas, lo cual fue muy aburrido; después fuimos de compras y fue hora de regresar. Pensé que no sería tan malo el regreso, porque normalmente es más rápido y también pensé que podría dormir en el automóvil.

Cuando llegamos a las montañas, comencé a sentir náuseas otra vez y después dolor de cabeza. Era bastante atroz. Teníamos Panadol (paracetamol) en el automóvil, pero olvidamos traer algo para beber, así que no podía tomarlo. De cualquier modo, mamá dijo que era probable que me pusiera mal si lo tomaba. No podíamos regresar porque el camino era muy estrecho y sinuoso, así que continuamos. La cabeza me dolía mucho y estaba tan caliente que sentía que se convertía en un volcán en erupción, que la lava bajaba por mi cara, que la quemaba, que llegaba a mis ojos y los derretía. Proseguimos nuestro ascenso por esa montaña. Quería llorar, pero no podía. Todos estaban muy callados en el automóvil pues esperaban que me durmiera, pero no podía. Pensaba que mi cabeza iba a explotar. En realidad pensé que ocurriría. Era aterrador. Mantuve mis ojos cerrados porque el sol brillaba todavía y lastimaba mis ojos.

Al llegar a un camino recto me sentí un poco mejor. Ya no sentía tantas náuseas. Cuando preparamos la tienda de campaña, mamá comenzó a buscar Paramax, pero mi hermana, quien tiene 18 años, y es muy mandona, dijo que debía tomar Panadol de inmediato. Mamá sugirió que intentara dormir en la tienda y que ella y papá se quedarían afuera. Pero yo no quería estar sola, aún cuando sabía que podían oírme si pedía algo. El sol se había ocultado y me senté afuera sintiéndome terrible.

Un poco más tarde llegó una de mis amigas. Volvía a Inglaterra al día siguiente y quería tomarme una foto con los demás. Mi mamá dijo que no creía que estuviera bien para eso. Pero pensé: "Si no voy, se olvidarán de mí." De modo que le aseguré que estaría bien y fui a la tienda de campaña de mi amiga. Me tomé un refresco, me comín unas papas fritas y me di cuenta de que la migraña se había ido.

Ryan comenzó a tener migraña a los seis años de edad. La sintió por primera vez pocos días después de sufrir un accidente en el que se fracturó el cráneo. Ahora tiene once años y, según su madre, la migraña ha sido un infierno.

Ryan
(narrado por su madre)

Fue con el columpio en nuestro jardín. Eran las 8:30 de la mañana. Salió corriendo por la puerta trasera y se zambulló de cabeza, iba a chocar con la puerta, la esquivó y se golpeó la cabeza al caer. Se fracturó la sien derecha. Fue una fractura simple. Lo revisé y dije: "Debemos avisar en la escuela de que te golpeaste la cabeza esta mañana." Estuvo bien hasta la una de la tarde, y después me llamaron y me dijeron que había comenzado a vomitar. Creo que hasta entonces supe que se había fracturado el cráneo.

El accidente ocurrió un viernes y pasó la noche en el hospital. Pasó ocho horas terribles vomitando y estuvo bajo mucha presión. Parecía recuperado y vino a casa el sábado. Se manifestaron los síntomas otra vez el martes siguiente. Tuvo dolor de cabeza y sintió náuseas. Estuvo tan mal que regresó al hospital. Ahora que lo pienso, creo que ese fue su primer ataque de migraña.

Cuando comenzó con eso, consultamos al médico familiar, conseguí muchos libros y traté de encontrar yo misma las respuestas. Después las cosas se pusieron realmente mal y Ryan empezó a padecer 2 ataques por semana y sentía muchas náuseas. Estaba muy demacrado, despertaba llorando en la noche, se apretaba la cabeza y vomitaba. Esto duraba alrededor de una hora. Decía que sentía como si su cabeza estuviera abierta, tuviera un fuego furioso dentro y alguien martillara a la mitad de su cabeza.

Yo solía hacerlo respirar profundamente y lo llevaba a un pequeño jardín para que se relajara, creo que le ayudaba a vomitar. Descendíamos entre los hermosos árboles y siempre nos sentábamos en la misma banca. Había un estanque con patos. En nuestras mentes creábamos un pequeño jardín. Hizo una maqueta de un jardín con flores frescas y ganó un premio. Esto le ayudo durante un tiempo. Ahora, tal vez porque es mayor, cuando tiene un ataque intenso quiere estar solo.

Lo que me preocupa es que ahora cuando tiene migraña ya no le ayuda ir a la cama y recostarse. Antes, cuando se iba a dormir, despertaba todavía con dolor de cabeza, pero con una intensidad que podía enfrentar.

Una noche en particular, regresó de los niños exploradores y literalmente cayó en la puerta y su sien palpitaba como si su cabeza fuera a estallar. La sien se veía hinchada. Su piel tenía un color espantoso. Ya lo había visto antes así, pero nunca tan marcado. Simplemente se precipitó hacia mí.

Ya no pude hacerle frente. Yo necesitaba ayuda. Mi esposo y yo estábamos muy preocupados por él. Fuimos con el médico de la escuela y nos dijo que debíamos llevarlo al hospital. Le hicieron una exploración y salió bien. El pediatra lo revisó y dijo que el niño tenía migraña. Le recetó Paramax, el cual funcionaba siempre y cuando Ryan lo tomara al inicio de un ataque.

Fue terrible la época en que intenté contener al niño pero, como dice mi esposo, es un niño y tiene que vivir la vida como niño.

Yo trabajo y él sabe que puede llamarme por teléfono. Pero no lo hace. Resiste todo el día y después se derrumba sobre el sofá al llegar a casa.

Ahora sólo padece una migraña cada seis semanas, y hemos tenido buenas rachas como esta pero de repente la migraña está de regreso. Después de cuatro años, me las arreglo mejor que antes, porque he leído muchos libros acerca de la migraña y me esfuerzo por ayudarlo. Ahora sé que no puedo hacer más, excepto estar ahí para él.

Zoe, de 18 años de edad, sufrió un periodo difícil de dolores de cabeza debidos a la migraña cuando tenía 10 años. Consultó a un especialista en alergias, quien la puso en una dieta baja en grasas que excluía productos lácteos. La migraña diminuyó y después desapareció por completo, sin embargo, regresó hace dos años, en un periodo de exámenes escolares. También había abandonado la dieta.

Zoe

Tengo un ataque cerca de mi periodo. El último que tuve fue muy molesto. Acababa de tener un resfriado serio. Me desperté a la mitad de la noche con un terrible dolor en el ojo. Sentía como si alguien con un atizador atravesara mi ojo, la almohada y el colchón de mi cama. Sentía como si estuviera sujeta a mi cama con el atizador en mi ojo. No podía moverme. No podía hablar. Quería pedir ayuda, pero no podía. Parecía que iba a durar toda la noche.

En la mañana me sentí mejor y tomé paracetamol. El dolor se calmó poco a poco, pero todo el día me sentí exhausta.

No tengo migraña tan a menudo. No se presenta todos los meses y normalmente no es tan grave. Supongo que si lo fuera, tendría que regresar a la dieta; la cual era muy aburrida. La dieta baja en grasas no era tan mala, pero prescindir de cualquier forma de leche me ponía en muchos aprietos en mi vida social. Todo tiene leche en polvo o suero en polvo. Debes examinar todos los paquetes y envases y cuando visitas a tus amigos, puedes volver locos a sus padres. Quiero decir,

123

vamos a suponer que la mamá de tu novio cocina algo exquisito, tú no puedes preguntar si contiene leche o mantequilla, ¿o sí? Pero yo tenía que hacerlo.

Si vuelvo a despertar a mitad de la noche con un atizador en mi ojo, supongo que tendré que pensarlo de nuevo. Pero nada garantiza que, si hago la dieta, funcione esta vez.

Capítulo IX
LA MIGRAÑA Y LOS ALIMENTOS

Los principales alimentos considerados como activadores de la migraña en algunas personas son: el chocolate, el queso, el alcohol y los cítricos; después, en menor grado: el cerdo, los plátanos, las cebollas, el pescado y la harina de trigo. Muchas personas también mencionan tener menos ataques de migraña una vez que dejan la cafeína. Ciertas personas son sensibles al glutamato monosódico (aditivo para alimento 621 MSG) el cual se usa en grandes cantidades en la comida china (en la salsa de soya, en particular), y para realzar el sabor en muchos alimentos que consumimos a diario; por ejemplo, los cubos para preparar caldo contienen MSG, al igual que las sopas, las salsas, los pasteles y productos de carne cocida.

El ataque de migraña no se presenta después de consumir un alimento activador, sino más tarde, durante el proceso digestivo, cuando el alimento ingresa al hígado y las enzimas lo procesan. En la actualidad, los médicos creen que aquí es donde falla la acción química en algunas personas, lo que provoca una digestión incorrecta de los alimentos y libera sustancias que dilatan los vasos sanguíneos del cerebro. Conocidas como amino vasodilatadores, muchos alimentos contienen estas sustancias, pero los dos más comunes son la tiramina, presente en muchos quesos, y la feniletilamina, que se encuentra en el chocolate. El chocolate amargo tiene más probabilidades que el chocolate con leche. En algunos quesos —el cottage, el tipo

Filadelfia y el requesón— no se detectan huellas de tiramina. En el otro extremo de la escala están los quesos azules, que tienen un contenido muy alto de tiramina. Los cítricos contienen sinefrina, un amino vasoactivo. También el alcohol es una sustancia vasoactiva.

Detección de los culpables

Muchos pacientes de migraña se enojan por la dieta. Una mujer se quejó de que ella apenas probaba bocado por miedo a un ataque de migraña. No se puede vivir así. Pero recuerde que, si consigue detectar el alimento que activa su migraña, es uno de los afortunados: puede dejar de ingerirlo. Pero tiene que ser organizado y decidirse a hacerlo bien. Trate de anotar todo lo que come y bebe en los siguientes tres o cuatro meses, junto con la hora del día en que los consume. Esto puede sonar laborioso, pero no es tan difícil como suena si conserva un cuaderno en la cocina. Las personas que han estado en Weight Watchers están acostumbradas a esta rutina; ni siquiera tiene que pesar su comida.

Observe si aparece algún alimento en particular 36 horas o menos antes de una migraña. Si hay más de uno, trabaje por eliminación. Si sospecha que el queso, el chocolate y los plátanos pueden ser activadores, suspenda los tres. Después, si su migraña no mejora, sabrá que seguía una pista equivocada. Si mejora, puede ser uno solo de los tres alimentos en cuestión, dos de ellos o los tres. Vuelva a incluir los alimentos, uno a la vez, para ver si puede aislar al culpable.

Cuando detecte una posible sensibilidad a los alimentos, debe excluir por completo el ingrediente sospechoso de su dieta. Por ejemplo, si excluye la leche no es sólo cuestión de hacerlo en el té y el café. La leche aparece en varias formas en todo tipo de comidas preparadas y empacadas. El queso queda afuera, por supuesto, al igual que la mantequilla y todos los productos lácteos. Con las frutas cítricas, es obvio suspender la mermelada, pero también revise el contenido de alimentos empacados en lata, en el caso de que se hayan usado naranjas, limones o limas como saborizantes. Es esencial este tipo de investigación meticulosa de todo lo que come; puede ser un fastidio, pero también lo es la migraña. Recuerde también que un alimento que activa la migraña durante la menstruación puede resultar inofensivo, en cantidades limitadas, en otro momento. Pruébelo. Entre más conozca su cuerpo y sus reacciones, más control tendrá sobre su migraña.

Si las anotaciones diarias son demasiado para usted, tal vez pueda llevar un registro retrospectivo. El periodo posterior a la migraña, cuando recuerda muy bien cómo se sentía, puede ser el mejor momento para anotarlo. Es probable que el mejor registro sea uno que diseñe usted mismo, tomando en cuenta su estilo de vida. Estas son algunas cosas que debe considerar al hacer su registro.

Muchos pacientes con migraña necesitan más de un activador para iniciar una migraña. Por ejemplo, puede ser perfectamente seguro comer algo de queso en un día normal o cuando no espera su periodo. Pero combine queso con un día de presión en el momento equivocado y puede tener un problema de migraña.

Para que su registro sea útil, debe incluir los siguientes detalles:

DURANTE LAS 24 HORAS PREVIAS AL ATAQUE

a) Fecha del ataque, momento en el mes, tiempo de duración del ataque.
b) Emociones, impresiones o tensiones adicionales
c) Día anormalmente ocupado o al final del trabajo.
d) Cualquier viaje.

e) Insomnio, dormir tarde, quedarse en cama hasta tarde.

f) Dejar pasar un alimento o iniciar una dieta.

g) Un registro de todo lo que come o bebe en las 24 horas anteriores al inicio de la migraña y las horas aproximadas de sus comidas.

No analice los registros terminados hasta que disponga de varios para compararlos. Necesita tener registros como éste de tres o cuatro ataques, antes de que comience a detectar un patrón. Esta idea le funciona muy bien a los niños, los hombres y las mujeres de edad; sólo deben ignorar las referencias durante la menstruación.

Capítulo X
LOS MÉDICOS, LOS EXÁMENES
Y LAS CLÍNICAS

Los médicos

Una empresa de investigación de mercados recabó información respecto a las actitudes de los médicos hacia la migraña. Estos son algunos de los resultados.

1. A los médicos familiares les preocupa poco la migraña, ya que no la consideran una condición peligrosa.
2. Pocos se enteran de los nuevos productos.
3. Incluso si se sospecha de otras causas, tales como síndrome premenstrual, menopausia o problemas relacionados con la tensión, los médicos tratan el problema, en lugar de buscar su origen y corregirlo.
4. Los médicos familiares desconocen el nivel de eficacia de las terapias actuales; sólo saben que los pacientes no regresan a sus consultorios y, por lo tanto, suponen que el producto ha funcionado.

Muy pocos de los hallazgos anteriores van a ser una novedad para los pacientes con migraña. También sabemos que a algunos neurólogos la migraña les parece insignificante. Esto provoca que los pacientes dejen de consultar al médico. Nos hacen creer que tienen cosas más importantes que hacer que preocuparse por nuestras migrañas. Esto no es verdad. En promedio, un médico familiar realiza de ocho a diez cirugías a la semana, y atiende entre 35 y 45 pacientes al día, de acuerdo con E. Ian Adam. Si la mayoría de estos pacientes tuvieran una enfermedad que parece común y aburrida como creen ellos que es la migraña, la salud del país estaría en un estado lamentable.

El otro punto que debe recordar es que al médico familiar le interesa poco la enfermedad, no usted. Si comunica sus síntomas con seriedad y detalle, el médico prestará atención, tomará nota y se comunicará como una persona inteligente e interesante. Si usted ofrece una declaración clara de sus síntomas, y conoce el tipo de preguntas que hará el médico, él lo tratará con interés y respeto. A su vez, esto hará que usted se sienta bien consigo mismo y tenga una actitud más positiva para encontrar una solución a su migraña. Estos son algunos lineamientos:

1. Reserve el doble de tiempo para la consulta

En promedio el médico asigna de seis a ocho minutos por paciente. Esto tal vez no sea suficiente. Si su médico familiar lleva un sistema de citas, reserve una consulta doble con la recepcionista, para que el médico y usted tengan más tiempo.

2. Véase bien

Preocúpese por su apariencia, no para agradarle al médico, sino porque si usted se ve bien, se sentirá bien, y estará más sereno y menos intimidado.

3. Escriba una lista

Escriba todo lo que ocurre en el curso de un ataque: cómo comienza, a qué hora (mañana, tarde, a mitad de la noche, el fin de semana) y cosas así. Incluya cualquier señal de advertencia o aura que tenga. Llévese sus notas cuando acuda al consultorio, para que no tenga problemas para recordar todo.

4. Conteste las preguntas

Saber lo que le preguntarán le permitirá dar respuestas claras y detalladas. El Dr. J. N. Blau es un neurólogo con un enorme interés en la migraña. En su libro *Understanding Headaches and Migraine* enlista las preguntas que es probable que le formulen los médicos. Estas son algunas de ellas.

- ¿Cuándo comenzaron los dolores de cabeza?
- ¿Cuánto duran?
- ¿Con qué frecuencia se presentan?
- ¿Qué los provoca?
- ¿Qué los precede?
- ¿Dónde empiezan los dolores de cabeza?
- ¿El dolor se mueve durante un ataque?
- ¿Qué tan fuerte es?
- ¿Hay algo que los empeore (por ejemplo, la tos, estirarse, agacharse)?
- ¿Qué le hace sentirse mejor?
- ¿Se asocian con alguna otra cosa (como las náuseas o el desagrado a la luz brillante)?
- ¿Algún otro miembro de su familia tiene dolores de cabeza?
- ¿Qué efecto tienen los dolores de cabeza en su vida?
- ¿Qué ha probado para los dolores de cabeza y qué efecto tuvo?
- ¿Por qué decidió buscar ayuda ahora?

Es obvio que el médico no necesariamente hará estas preguntas o puede preguntar una o dos no mencionadas. Pero si usted conoce las respuestas para la lista anterior, con toda certeza podrá comunicar una imagen detallada de su migraña. Si tomó nota del patrón de sus ataques y de lo que los provoca, tendrá pocas dificultades para contestar las preguntas acerca de la gravedad del dolor, cuándo se presenta, qué le precede y qué le acompaña. Pero hay una o dos preguntas que vale la pena analizar con atención. Por ejemplo:

¿Cuándo comenzaron los dolores de cabeza?

¿Empezaron en la niñez, la pubertad, con el inicio de la menstruación, el embarazo, el nacimiento de un hijo, la menopausia, una época muy tensa, algún cambio de ambiente o algo así? Vale la pena pensar en esto, porque puede ayudar al médico a evaluar la causa de sus ataques. Si ésta es hormonal, puede requerir una forma diferente de tratamiento que si fueron activados por condiciones ambientales o de tensión.

¿Por qué decidió buscar ayuda ahora?

Si ha estado sufriendo migraña durante años y usted mismo la ha tratado, se incluirá con la mayoría de los pacientes. De acuerdo con el estudio, 70% de los pacientes nunca, o no por mucho tiempo, consulta a su médico familiar, aunque 77% siente que dañan en algún grado su trabajo o sus actividades diarias o que no funcionan en absoluto. Sólo 7% de los pacientes con migraña consulta regularmente a su médico familiar. De modo que, ¿por qué ahora? ¿La migraña ha empeorado? ¿Es diferente? ¿Le molesta más que antes o finalmente se ha hartado y quiere hacer algo al respecto? Si se han vuelto peores o son diferentes, haga una comparación lo más detallada posible. Tal vez tiene más vómito y diarrea. Quizá usted sólo experimenta el aura y está asustado. Es posible que los ataques duren más o sean más frecuentes. Si el cambio está en su actitud, más que en la migraña misma, pregúntese lo siguiente.

¿Qué espera del tratamiento?

Usted quiere curarse, pero sabe que, por ahora, en lo que concierne a la migraña, eso es poco probable. La siguiente mejor opción es un buen control. De modo que, ¿qué significa esto para usted? Existen básicamente dos modos de control: los que buscan prevenir que se presente la migraña y los que reducen la intensidad del ataque. Por supuesto, un tratamiento profiláctico (preventivo) frecuente también reduce la severidad de los ataques que ocurren. El problema con los tratamientos profilácticos es que casi todos conllevan tomar un medicamento a diario durante varios meses y que el medicamento pueden tener efectos secundarios.

Por supuesto que si usted sufre migraña cada semana y dura un par de días, usted va a querer algo que al menos reduzca su frecuencia, y esta cura bien puede venir en forma de un medicamento preventivo. Las vidas de muchas personas que padecen migraña han cambiado al ingerir un medicamento diario. Si toma un medicamento preventivo, pregunte al médico:

- ¿Cuáles son los efectos secundarios?
- ¿Hay alguna contraindicación? En otras palabras, existen condiciones o situaciones donde no debe tomar el medicamento. Por ejemplo, es poco probable que a pacientes con diabetes, asma, bronquitis les receten propranolol, ya que este medicamento provoca dificultades respiratorias y afecta la respuesta del cuerpo al bajo nivel de azúcar en la sangre. (El médico tendrá una anotación en su historial médico y la considerará antes de recetar, pero puede haber otras dudas menos obvias que quiera aclarar.)
- ¿Cuánto tiempo tomará el medicamento?
- ¿Cuándo debe regresar para una revisión? El médico necesita saber cómo progresa con el tratamiento.

De modo que, si le sugiere que regrese en un mes, haga una cita antes de abandonar el consultorio.

- Aclare los detalles de la dosis. Escríbala para que no dude al regresar a casa: ¿dijo una al día o una tres veces al día? A veces, la dosis se indica en el empaque, aunque también puede traer la leyenda: "Dosis: la que el médico señale" o cualquier otra frase imprecisa.

Si sus ataques se presentan una vez al mes, cada tres meses o incluso con menos frecuencia, es menos probable que busque un tratamiento preventivo, tomando en cuenta los efectos secundarios. Lo que quiere es algo que controle el ataque, es decir, que minimice su intensidad o que lo interrumpa en una etapa inicial. Puede ser que sólo necesite metoclopramide con un analgésico, o usted puede requerir un analgésico más fuerte. O bien, si sus ataques son poco frecuentes y sus señales de advertencia claras, la ergotamina tomada al inicio puede abortarlos. Un medicamento nuevo que detiene un ataque para algunos pacientes es Imigran. De nuevo, pregunte al médico acerca de:

- Efectos secundarios
- Dosis
- Contraindicaciones
- Consultas de seguimiento

Si el tratamiento que prescribió el médico no funciona, REGRESE, no se rinda. Casi todos no hacemos todo bien la primera vez que lo intentamos ¿por qué debe ser diferente su médico? Déle una oportunidad. Si después de unas cuantas visitas no ha experimentado una mejoría real, pida ser asignado a un neurólogo o a una clínica para la migraña.

Las clínicas para la migraña

La principal ventaja de asistir a una clínica para la migraña es que están muy al tanto de las ideas y los tratamientos actuales. En 1971 se estableció la City of London Migraine Clinic. En sus primeros cuatro años, la clínica atendió a dos mil pacientes durante un ataque, mientras que prestó atención a seis mil personas entre ataques. La clínica trabaja como institución médica de beneficencia, junto con el Saint Bartholomew Hospital, para proporcionar tratamiento y consulta a pacientes enviados por sus médicos familiares, de hospitales o médicos de una empresa. Siempre solicitan una carta de referencia, excepto para las personas que no residen en el Reino Unido. Sin embargo, también ofrece tratamiento de emergencia para pacientes con un ataque de migraña agudo, no tratado, que haya comenzado ese día. Pueden atender a los pacientes de cualquier parte del Reino Unido, en tanto sean derechohabientes del Servicio Nacional de Salud. Ofrece consultas privadas a los pacientes extranjeros; por ejemplo, un paciente que tenga un seguro médico privado. La clínica tiene el respaldo financiero de la Migraine Action Association, al igual que de otros benefactores.

La Princess Margaret Migraine Clinic, que es parte del Charing Cross Hospital, en Londres, trata a derechohabientes del Servicio Nacional de Salud cuando sufren ataques agudos. También recibe ayuda financiera de la Migraine Action Association.

De modo que, ¿qué sucede? Si acude a la clínica durante un ataque y si el ataque no ha sido tratado y empezó ese día, será conducido a un cuarto oscuro y tratado por un médico o enfermera en jefe de inmediato. Si es atendido entre ataques, tendrá una consulta con un médico especialista en migraña, con un profundo conocimiento en el tema. De hecho, este es el tratamiento más útil. Es mucho más fácil analizar su condición con un médico cuando no tiene migraña. No sólo está en mejor condición para entender sus consejos, sino que, con la cabeza despejada, puede concentrarse en exponer su historia.

Las clínicas no sólo existen para tratar pacientes; también realizan una valiosa investigación de las causas y los motivos de la migraña y del tratamiento médico eficaz. Por ejemplo, la eficacia de combinar el medicamento antináuseas metoclopramide con aspirina se descubrió en la City of London Migraine Clinic. La misma clínica tomó parte en las pruebas de investigación sobre la eficacia de la matricaria en pacientes con migraña, y en una época más reciente, de los efectos del sumatriptan, un nuevo medicamento de Glaxo.

Además de estas dos clínicas de Londres, muchos departamentos de neurología en hospitales del Servicio Nacional de Salud atienden a pacientes con migraña. Es triste decirlo, pero al momento de escribir esto, muchas de estas clínicas (incluyendo las de Londres) están bajo amenaza de cerrar por falta de fondos. Conforme el gasto del gobierno se restringe cada vez más, las clínicas recurren más y más a las sociedades de beneficencia, como la Migraine Action Asociation y a otros grupos interesados.

Las pruebas

Aunque la causa de los dolores de cabeza rara vez es algo siniestro, a los médicos les gusta estar seguros y descartar las dudas razonables antes o mientras tratan la migraña. Esto se hace por medio de un cuidadoso examen físico, pero si el médico sugiere que se haga uno de rayos x no es porque crea que usted tiene un tumor cerebral, sino para estar absolutamente seguro de que no existe ninguna anormalidad. A veces estas pruebas se realizan con propósitos de investigación. Estas son algunas de las pruebas a las que pueden pedirle que se someta:

Tomografía computarizada (TAC o exploración TC)

En esta prueba de rayos x se toman muchas vistas del cerebro. La máquina se mueve de un modo que le permite concentrarse en una delgada sección del cerebro a la vez. Esta exploración precisa y detallada capta abscesos, tumores y otras deformaciones en el cerebro. Le piden al paciente que se recueste muy quieto bajo el explorador, y el proceso dura unos veinte minutos. No hay efectos secundarios.

Electrocardiograma (ECG) y electroencefalograma (EEG)

El ECG más común se utiliza para medir la actividad eléctrica del corazón, y pueden captarse anormalidades en los patrones de ondas que produce. La actividad eléctrica del cerebro también se registra al colocar unos pequeños electrodos de metal en el cuero cabelludo y medir la actividad usando el EEG. Entre los patrones normales de actividad eléctrica en el cerebro está lo que se conoce como ritmo alfa, cuando los ojos están cerrados; se vuelve más lento cuando los ojos están abiertos. Los pacientes que toman tranquilizantes producen ritmos rápidos, mientras que el mal funcionamiento del cerebro o los tumores producen ondas más lentas.

Punción lumbar

En esta prueba, se toma una muestra de fluido cerebroespinal (FCE) para análisis. Esto se hace para descartar la posibilidad de enfermedades como meningitis o hemorragia subaracnoidea. En este último caso, el dolor es fuerte, en la parte de atrás de la cabeza y aparece de repente. Se debe a un vaso sanguíneo reventado en la superficie del cerebro. Normalmente, la prueba se hace con anestesia local. El paciente se acuesta de lado y se introduce una aguja fina en la parte baja de la espalda para retirar una pequeña cantidad de fluido.

Arteriografía

Esta no se efectúa con tanta frecuencia como una exploración TAC, porque el procedimiento es incómodo y, por lo general, se hace con anestesia general. Se inyecta una tintura en las arterias del cuello que irrigan el cerebro y después se toman rayos x, lo cual muestra las anormalidades.

Capítulo XI
TRATAMIENTO CON MEDICAMENTOS

Elección del tratamiento

Casi todas las personas que controlan sus migrañas, por lo general lo hacen con ayuda de medicamentos. Para algunos, esto sólo significa tomar un simple calmante cuando sufren un ataque, mientras que para otros implica, ingerido en una dosis diaria, un medicamento que previene el dolor. Por supuesto, el mejor tratamiento es el que alcanza el efecto deseado con la ingestión de una mínima cantidad de medicamento. El método de prueba y error y un médico tranquilo son los ingredientes necesarios para esta receta.

Pero las preguntas que casi todos nosotros nos planteamos alguna vez son: ¿desde qué lado debemos atacar este problema? ¿Debemos optar por un tratamiento profiláctico en el que tomemos medicina a diario o cada vez que suframos un ataque? Para casi todas las personas, la solución es obvia. Si rara vez padecen de migraña, es poco probable que tomen medicamentos diariamente, lo mejor es concentrarse en buscar un tratamiento que reduzca la intensidad y la duración del ataque. A los pacientes que sufren una migraña que los afectan cada una o dos semanas, se les recomienda recurrir a un tratamiento preventivo. Pero qué pasa con quienes están en una posición intermedia donde, por ejemplo, cada mes padecen una migraña que dura dos o tres días, ¿deben optar por el método preventivo o cuál se recomienda?

En gran medida, esta es una decisión personal; sin embargo, una medida útil es el grado en que afecta su vida. Algunas personas dicen que, aunque pierden dos días al mes, disfrutan de su vida al máximo el resto del tiempo. En esta situación, tiene poco caso la terapia profiláctica. Sin embargo, si esos dos días le impiden conservar su trabajo o la amenaza de una migraña cobra tanta importancia que reduce sus actividades y vive en constante temor, la terapia preventiva puede cambiar su vida. Cualquiera que sea su decisión, necesita ayuda médica y consulta; en el capítulo X analizamos cómo aprovechar al máximo la consulta con su médico.

Nomenclatura y dosis de los medicamentos

Tal vez se haya preguntado por qué el mismo medicamento parece tener dos nombres. Algunas personas se refieren al pizotifeno, mientras que otras llaman Sanomigran al mismo medicamento. Es decir, todos los medicamentos de uso general tienen tres nombres. El primero es asignado por un Comité de nomenclatura, formada por médicos, farmacólogos, farmacéuticos y químicos. Este es el nombre médico oficial y es un término genérico de la sustancia activa básica del medicamento. El segundo es un nombre comercial, asignado por el fabricante de la medicina. Distintos laboratorios asignan nombres diferentes para un medicamento que tiene la misma sustancia activa básica. Además, esta sustancia básica puede combinarse con otras para producir una medicación ligeramente distinta, la cual tendrá otro nombre.

Pizotifeno es el nombre genérico del Sanomigran. Habrá notado que Sanomigran es mucho más sencillo de recordar y pronunciar que pizotifeno. Los nombres comerciales se crean pensando en el consumidor y normalmente se aplican conocimientos de comercialización. Los medicamentos combinados a menudo describen lo que son. Por ejemplo, el Cafergot es una combinación de cafeína y ergotamina; de nuevo, descriptivo y fácil de recordar.

El tercer nombre es el químico y el técnico. Para quienes están alejados de la profesión médica es una combinación incomprensible de números y letras, la cual, por suerte, no debe interesarnos para este libro.

A continuación se describen algunos medicamentos que se toman con más frecuencia para la migraña pero, por favor, no los sustituya por una charla con su médico acerca de los medicamentos que puede recetarle. En cuanto a la ingestión de los medicamentos, es importante tomarlos lo más temprano posible al inicio del ataque. Debe tomarlos en un vaso lleno de líquido sin alcohol (¡el agua es la mejor opción!); y tomarlos de preferencia de pie o sentado. Si los toma recostado o sin agua, pueden pegarse en el esófago, lo cual no sólo retarda el efecto de la medicina, sino que no ayuda mucho a su esófago. Las tabletas solubles se absorben más rápido en la presión sanguínea, pero si no tiene pastillas efervescentes puede tomarlas con agua mineral.

Casi toda la información de los medicamentos que se mencionan en este capítulo se extrajo directamente de la *Guía de medicamentos* de la British Medical Association. Esta es una referencia muy informativa y fácil de leer, la encontrará en la sección de consulta de su biblioteca.

Calmantes

Existen muchos calmantes (también conocidos como analgésicos) para el tratamiento de la migraña; y muchos pacientes han descubierto que, si los toman junto con un antihistamínico, ayudan a minimizar la intensidad de los ataques. Un simple analgésico puede comprarse cada vez que lo necesite y es cuestión de probar con alguno hasta encontrar el que mejor le funcione. Aunque normalmente los analgésicos se ingieren por la boca y se tragan, también hay otros que se colocan debajo de la lengua (sublinguales) o en presentación de supositorio.

Recuerde que el uso prolongado de analgésicos causa problemas y provoca una condición conocida como *Dolor de cabeza crónico*. Consulte los detalles en el capítulo VI.

Los calmantes ingeridos de manera oral se absorben en la presión sanguínea a través de las paredes del intestino. Al tomarlos con el estómago vacío, por ejemplo antes de los alimentos, actúan mucho más rápido que cuando los tomamos con el estómago lleno. Las tabletas sublinguales, que se colocan debajo de la lengua sin tragarlos, se absorben rápidamente en la presión sanguínea a través de los vasos sanguíneos que cubren la boca. A los pacientes que sufren vómito severo se les recomienda usar los analgésicos en supositorio, porque no pueden tomar el medicamento por vía oral.

Es muy importante recordar que tomar demasiados analgésicos en realidad provoca dolores de cabeza. Llevar un tratamiento agudo para el dolor de cabeza con regularidad durante más de dos o tres días a la semana, se asocia con una mayor frecuencia de dolores de cabeza.

Aspirina

Aunque es eficaz cuando se toma al comienzo de un ataque, antes de que el dolor sea muy fuerte, la aspirina no es una alternativa óptima para cualquier persona. No deben tomarla los niños menores de doce años ni quienes sufren migraña que les causa náuseas y vómitos; deben evitarla porque existe la posibilidad de que les irrite el estómago.

Los pacientes que padecieron o padecen úlcera péptica no deben tomar aspirina, ni quienes son alérgicos a

142

este medicamento. Sobre todo, los pacientes asmáticos son propensos a esta sensibilidad. Se estima que 4% de los pacientes asmáticos son sensibles. Los síntomas de una alergia a la aspirina son: dificultad para respirar, broncoconstricción y salpullido. También se ha informado de sensibilidad combinada de la aspirina con el ibuprofeno. Se sabe de la interacción entre la aspirina y los anticoagulantes, por lo que ambos medicamentos sólo deben tomarse juntos bajo supervisión médica.

Normalmente, la aspirina se presenta en tabletas de 75 mg para pacientes que padecen angina o ataques cardiacos y algunas veces para prevenir la migraña. Para manejar un ataque agudo, se considera que 600 mg es la dosis terapéutica adecuada. Por lo tanto, se aconseja comprar una caja con tabletas de 300 mg. Las aspirinas que protegen el estómago son más fáciles de tragar, pero tardan en surtir efecto. La presentación efervescente es la mejor.

Paracetamol

Es eficaz en pacientes que no padecen problemas gastrointestinales. Sin embargo, es importante tener en cuenta que la máxima dosis para adultos, en productos que contengan paracetamol, es de 4 g por día, es decir, ocho tabletas de 500 mg. Exceder esta dosis es peligroso y provoca trastornos en el hígado.

No es probable que una dosis menor a un gramo de paracetamol sea eficaz en el tratamiento contra la migraña. Muchos productos contienen dosis subterapéuticas adecuadas de paracetamol y cada vez existe más preocupación por la posibilidad de sobredosis. Comprar una dosis subterapéutica es un gasto innecesario.

El paracetamol es uno de los fármacos más seguros disponibles. Sin embargo, el temor a una sobredosis ha provocado que la ley prohíba la venta del paracetamol en cantidades que excedan las 100 pastillas; cantidades mayores requieren de receta médica. Comprar paracetamol en el supermercado en cajas con 16 tabletas es un proceso fácil, pero pedir 50 o más pastillas en una farmacia puede generar un interrogatorio del farmacólogo. Por lo tanto, es recomendable que le informe al farmacólogo que padece migraña, entonces él podrá aconsejarle acerca de un tratamiento adecuado para usted y le facilitará la compra de mayores cantidades de paracetamol, si es necesario.

Las personas que temen la posibilidad de una sobredosis, pueden comprar un producto que contiene el antídoto (metionina), llamado Paradote. Como es natural, tales productos son más costosos y el paciente corre el riesgo de tomar dos medicamentos cuando sólo se necesita uno. Sin embargo, existe evidencia que estos productos son seguros y puede usarlos con confianza, si le preocupa el problema de la sobredosis. Las mujeres embarazadas deben usar el paracetamol solo, ya que aún no se sabe si es seguro cuando se usa combinado durante el embarazo.

Antiinflamatiorios sin esteroides

Éstos alteran la producción de sustancias que ocasionan el dolor en el cuerpo. También reduce el entumecimiento y la inflamación sobre todo las articulaciones, los huesos y los músculos, los cuales se recetan en padecimientos artríticos y reumáticos. Sin embargo, para algunas personas que padecen migraña resultan más útiles que los analgésicos. El ibuprofeno se consigue sin receta médica. Es recomendable que los asmáticos eviten tomar ibuprofeno por la posibilidad de presentar alergia, como ya se ha mencionado. También deben evitar los antiinflamatorios sin esteroides los pacientes que toman anticoagulantes o quienes padecen o han padecido úlcera péptica.

El diclofenaco (cuyo nombre comercial es Voltarol) se usa comúnmente como antiinflamatorio sin esteroides contra la migraña, disponible con receta médica.

Un nuevo medicamento antiinflamatorio sin esteroides en el mercado es Clotam, cuyo ingrediente activo es el ácido tolfenámico.

Productos analgésicos combinados

Hay docenas de analgésicos combinados que contienen aspirina, paracetamol o codeína. Desde un punto de vista farmacológico, se necesita una dosis de al menos 15 mg de codeína para obtener un resultado analgésico. La constipación y las náuseas son efectos secundarios posibles de la codeína. También paraliza los intestinos; si la migraña es ya un problema, lo mejor es evitarla para tratar ataques. Algunas combinaciones farmacéuticas se venden en presentación soluble, lo que ofrece la ventaja de que actúan más rápido.

La cafeína se incluye a menudo en algunas combinaciones analgésicas para levantar el ánimo. El punto a discutir aquí es qué desea que la píldora haga por usted. Si quiere disminuir el dolor para que pueda continuar sus actividades, una combinación que incluya cafeína no es una mala opción. Sin embargo, si su alternativa es tomar una pastilla y dormir para que desaparezca el dolor de cabeza, evite la combinación de un analgésico con cafeína. Recuerde que la cafeína irrita el estómago, de modo que si tiene náuseas y vómito, debe evitarla. La Solpadeina contiene codeína, paracetamol y cafeína. El Syndol contiene codeína, paracetamol, cafeína y doxilamina (un relajante muscular). La Midrida contiene paracetamol e isometepteno que disminuye la presión sanguínea.

Analgésicos combinados con antieméticos

El Migraleve combina antihistamina buclizina, que contiene propiedades antihistamínicas con paracetamol y codeína. Las tabletas rosas contienen tres ingredientes diseñados para combatir un ataque de migraña cuando comienza. Las tabletas amarillas contienen paracetamol y codeína. El Milgralift es un medicamento muy similar. Estos productos funcionan cuando se padece migraña asociada con vómito y náuseas.

Algunos productos que contienen antihistamina provocan somnolencia, así que revise la etiqueta antes de tomarlos.

Debido a que el sistema digestivo se relaciona directamente con la migraña, hay medicamentos que eliminan el dolor y mantienen activo al estómago. Por ejemplo, el Migravess contiene aspirina y metoclopramida. Paramax es una combinación de paracetamol y metoclopramida. La metoclopramida tiene una acción directa en el tracto gastrointestinal. Se receta cuando es necesario aumentar la propulsión normal de la comida a través del estómago y el intestino. Es un poderoso antiemético y se usa normalmente para el tratamiento de náuseas y vómito. En otras palabras, mantiene al estómago activo, lo cual ayuda a la absorción de la parte analgésica. La metoclopramida causa somnolencia y también ocasiona estreñimiento o diarrea. Los niños no deben ingerirla, ya que son más propensos a sufrir estos efectos secundarios.

Una nueva combinación es el Domperamol, que contiene una mezcla de domperidona (10 mg) y paracetamol (500 mg). Ambas sustancias se han usado durante años, el paracetamol como reductor del dolor y la domperidona como antiemético, con una acción similar a la metoclopramida, sólo que con menos efectos secundarios. Surte efecto a las dos horas de haberla tomado. Puede repetir la dosis cada cuatro horas, pero no debe tomar más de ocho tabletas en 24 horas.

Como en todos los tratamientos contra los ataques de migraña, no se recomienda el uso continuo del domperamol y no debe tomarse como tratamiento preventivo. Tampoco se recomienda en niños menores de 12 años, mujeres embarazadas ni personas alérgicas a esta sustancia. La medicina no debe tomarse junto con otros productos que contengan paracetamol, domperidona o metoclopramida. Se recomienda que le mencione a su médico si lleva otro tratamiento, sobre todo antimuscarínicos o medicina para reducir el flujo sanguíneo, tales como warfarin, bromocriptina, colestriamina y sedantes.

Analgésicos narcóticos

Son analgésicos muy fuertes que contienen opio y pueden causar adicción. Actúan directamente en diferentes lugares del sistema nervioso central que estimulan el dolor y bloquean la transmisión de señales del dolor. Estos medicamentos pueden ocasionar pérdida de la conciencia y amnesia temporal. También pueden provocar náusea y vómito, constipación, somnolencia y disminuir la respiración. Cuando se toman en sobredosis, los narcóticos inducen a un coma profundo y causan dificultades para respirar, lo cual puede ser fatal. Estos medicamentos no se recetan con facilidad, porque producen sentimientos de euforia, que pueden conducir a un mal uso y adicción. Sin embargo, pueden ser de gran ayuda en el tratamiento de dolor intenso, siempre y cuando se tomen por corto tiempo. Muchos médicos creen que los analgésicos narcóticos no son necesarios para el tratamiento de la migraña, ya que los efectos secundarios a corto o largo plazo superan los beneficios que se obtienen con ellos.

Si desea saber acerca de los beneficios de dejar la petidina, lea la experiencia de Lisa en el capítulo VII. La petidina se recomienda en inyección para quienes padecen ataques de migraña severos, pero sólo se consigue con receta médica. Otro medicamento de la misma categoría es la pentazocina (conocida comercialmente como Fortral). Esta medicina actúa de manera similar a la morfina. Es un medicamento de corta duración y no provoca mayores dificultades para respirar ni somnolencia, como otros narcóticos. Sin embargo, eleva la presión sanguínea y en ocasiones provoca confusión y alucinaciones.

Antieméticos

Tienen una importancia primordial en el tratamiento de la migraña. La metoclopramida (conocida comercialmente como Maxolon) es una de las más útiles ya que mantiene activo al estómago, facilita la digestión y esto provoca que los medicamentos lleguen al intestino delgado y se absorban mucho más rápido. Según F. Clifford Rose y M. Gawel en *Migraine:The facts*, se ha encontrado que los niveles de aspirina en la corriente sanguínea se duplican, después de haber tomado metoclopramida. El Maxolon debe tomarse 15 minutos antes de otro medicamento, para favorecer la absorción. Puede provocar sueño.

El Domperidon es un eficaz antiemético y tiene la ventaja sobre los otros antieméticos de que no provoca sueño. Como el Maxolon aumenta la movilidad del estómago, también está disponible en supositorio. Los nombres comerciales son Evoxin y Motilium.

La proclorperazina (conocida comercialmente como Stemetil) es otro antiemético que se receta a menudo para la migraña y a veces se toma junto con analgésicos. En su libro *Migraine:The facts*, F. Clifford Rose y M. Gawel dicen que es diferente del Maxolon en que tiene un poderoso efecto que evita la náusea y no altera la movilidad del estómago. El Estemetil también se vende en supositorios. Puede provocar sueño y mareos.

Ergotamina

Éste es un medicamento que se usa principalmente para controlar ataques intensos, pero poco frecuentes. En la actualidad se receta con menos frecuencia por sus efectos secundarios y la posibilidad de problemas de adicción. La ergotamina viene de un hongo que crece en el centeno. El hongo, llamado cornezuelo (en inglés, *ergot*) contiene una mezcla de sustancias, entre ellas la ergotamina. Las primeras personas que encontraron los efectos negativos del cornezuelo fueron los europeos medievales, cuya harina para hacer pan se obtenía del centeno. El problema surgió porque la harina se molía a partir del centeno con hongos; y como resultado de ello, las víctimas desarrollaban salpullido severo, decoloración de los dedos de manos y pies y, en casos extremos, sus extremidades se gangrenaban y debían amputarse. El padecimiento se conoció coloquialmente como "El fuego de San Antonio."

Las víctimas acudían en peregrinación hasta el altar de San Antonio en Italia. Era un viaje de varios meses y se esperaba que llegaran lisiados, pero sucedía lo contrario: se curaban antes de llegar. En esos días no existía ninguna duda de la intervención divina, pero ahora tenemos una explicación más cercana a la realidad. El cornezuelo sirve para contraer los vasos sanguíneos. Las dosis altas tomadas por un periodo prolongado obstruyen la irrigación sanguínea en las extremidades; de ahí la gangrena y la pérdida de las extremidades en casos graves. Sin embargo, la infección de quienes hacían el viaje probablemente no era tan grave y, como se movían del lugar donde estaba el hongo del centeno, comenzaban a comer pan que no estaba contaminado. El cornezuelo disminuía en su cuerpo, ellos mejoraban y hasta se curaban.

La acción de contraer los vasos sanguíneos hace que la ergotamina sea de gran ayuda para quienes padecen migraña. Se cree que la migraña, sobre todo la acompañada con aura (manifestada como destellos luminosos visibles), se debe primero a la constricción de vasos sanguíneos, los cuales después se inflaman y se dilatan. En la etapa de constricción, las víctimas tienen síntomas de aura o advertencia. En la etapa de dilatación tienen dolor. La ergotamina, tomada en la etapa de advertencia o de aura, previene el dolor al evitar que se dilaten los vasos sanguíneos. Por lo tanto, la ergotamina no es un analgésico. Los pacientes que no tienen esta información, normalmente toman ergotamina durante el ataque, en espera de que disminuya el dolor. Resulta irónico que terminen con un dolor de cabeza inducido por la ergotamina. Si no funciona al principio de un ataque, busque otra opción.

Los dolores de cabeza ocasionados por la ergotamina a menudo se confunden con migraña porque van acompañados de náuseas, pero estos dolores son ligeros y continuos, a diferencia de la punzante sensación de la migraña. Son continuos, a menudo son peores en la mañana, e incitan a quien los padece a tomar más ergotamina para controlar la migraña que sufre a diario. Suspender la ergotamina puede provocar un dolor de cabeza más fuerte, hasta que el cuerpo se desintoxica del medicamento. Los pacientes adictos a la ergotamina deben ser atendidos en un hospital cuando tengan que dejarla. La ergotamina se relaciona con el ácido lisérgico y puede causar alucinaciones.

Lo que es necesario saber es que varía la tolerancia de las personas a la ergotamina. El medicamento permanece en el cuerpo por un periodo prolongado, por esta razón es muy importante dejar de tomarla por algún tiempo. Como regla general no debe tomar más de una o dos dosis de ergotamina en una semana y siempre debe comenzar con la mitad de una tableta o medio supositorio, eso es suficiente.

Si toma ergotamina varias veces a la semana o a diario, sufrirá jaqueca imaginaria todos los días, es decir, puede padecer dolor de cabeza inducido por la ergotamina. Debe consultar a su médico para obtener ayuda médica y dejar este medicamento. No es bueno tomar un analgésico o medicina para la migraña si desea librarse del dolor de cabeza por ergotamina. Sólo funciona tomar más ergotamina, pero esto favorece la dependencia.

Los efectos secundarios de la ergotamina consumida en las dosis recomendadas son náuseas, vómito, estremecimiento, temblores, enfriamiento de pies y manos, calambres musculares, dolor abdominal y somnolencia. La sobredosis puede provocar adicción, jaquecas crónicas, daño en las arterias, ataques y alucinaciones. Por suerte, la gangrena es un efecto secundario muy raro en estos días, pero llega a suceder. A veces puede tener insensible un dedo del pie. Por supuesto, si esto sucede deje de tomar el medicamento y consulte a su médico de inmediato. La ergotamina se usa para acelerar las contracciones uterinas en el parto; los derivados del cornezuelo todavía se usan en obstetricia. Ninguna persona que tenga algún padecimiento cardiaco, arterial o apoplejía debe ingerir este medicamento.

En algunas personas si se toma al inicio de un ataque, la ergotamina puede surtir efecto. Los pacientes con dolores de cabeza frecuentes son tratados exitosamente con este medicamento. Las víctimas de migraña que padecen ataques muy dolorosos o incluso menos de tres o cuatro veces al año, pueden tener un aliado muy poderoso en la ergotamina. Es muy útil con los pacientes que sufren ataques menos frecuentes de migraña clásica, porque perciben la advertencia de una ataque inminente y pueden usarla para eliminarlo. También funciona con quienes padecen migraña común sin "aura" y tienen un buen sistema de advertencia, para no llegar a la etapa de dolor. Sin embargo, quienes padecen más de una migraña al mes deben analizar la situación con cuidado, antes de iniciar este tratamiento. Si su médico o especialista se lo receta, comente sus posibles efectos secundarios. Asimismo, vale la pena someter a vigilancia médica la frecuencia con que toma el medicamento, para asegurarse de que la dosis no provoca daños.

La ergotamina está disponible en varias presentaciones. La más común es en tabletas, pero su absorción es lenta. La encuentra en inhalador, similar al del asma, y como supositorios, los cuales son muy eficaces. Son muy útiles para las personas que padecen migrañas acompañadas por vómito o quienes sufren estasis gástrica al inicio de un ataque. Con un inhalador o un supositorio el medicamento se absorbe. Esta medicina se combina a menudo con otras sustancias por varias razones. Por ejemplo, el Cafergot es una mezcla de ergotamina y cafeína. Debido a que la cafeína tiene un efecto similar a la ergotamina al adelgazar la presión sanguínea, la mezcla de ambos en una tableta, supositorio u otra presentación del medicamento, hace que actúe con rapidez y eficacia. En algunos compuestos, se agrega ergotamina a los medicamentos que actúan contra las náuseas y el vómito; Migril es uno de ellos. Lingraine es el nombre comercial del tartrato de ergotamina.

Una breve historia

Antes de abandonar el tema de la ergotamina, aquí tiene una historia con un final feliz. La Migraine Action Association recibió una larga y triste carta de un joven que vivía en la India. Él escribió para contar que su padre estaba a punto de morir y amenazaba con suicidarse. Sus migrañas, que siempre habían sido muy fuertes, ahora eran muy continuas; además comenzaba a padecer dolores de estómago, náuseas, calambres y se sentía débil y enfermo. El joven dijo que su padre estaba desesperado y que le preocupaba que cumpliera sus amenazas de quitarse la vida.

Los síntomas eran muy comunes en la oficinas de la asociación. Respondieron a la India y dijeron que el padre tal vez no padecía migrañas cada vez más frecuentes, sino sobredosis de ergotamina. Le sugirieron que consultara a un médico y mencionara esta suposición, para que le ayudara a dejar la ergotamina e intentaran otro tipo de terapia para sus ataques de migraña. En la asociación no tuvieron noticias durante algunos meses, hasta que recibieron una llamada telefónica de su hija. Estaba de visita en Inglaterra y llamó para decir que su padre había seguido sus consejos y que la familia estaba encantada con el resultado. Pudo dejar la ergotamina, con un tratamiento diferente y aunque todavía sufría ataques de migraña, ahora podía manejarlos. Lo mejor de todo era que gozaba de una vida plena y feliz entre los ataques.

Agonistas 5-HT

Este grupo de medicamentos se ha desarrollado a partir de la investigación sobre la serotonina, un químico que se encuentra en el cerebro y se libera a través de la presión sanguínea. La serotonina influye en el tamaño de los vasos sanguíneos y los hace dilatarse o contraerse, dependiendo de su tamaño inicial. Se cree que, en la primera etapa de la migraña, la serotonina provoca la constricción de vasos sanguíneos, lo cual hace que haya menos sangre y menos oxígeno en la presión sanguínea. Esto provoca algunos síntomas neurológicos del aura u otras advertencias de un ataque de migraña. Después de contraerse, los vasos sanguíneos se dilatan. En esta etapa, finaliza la advertencia y comienza el dolor.

Aunque la ergotamina afecta el sistema de la serotonina, se han desarrollado medicamentos más específicos que tienen menos efectos secundarios.

El Imigran (sumatriptan) fue el primer medicamento en su tipo, fue lanzado por Glaxo Wellcome en la década de 1990. No funciona como tratamiento preventivo. Se toma al sufrir un ataque.

Está disponible en tres presentaciones diferentes. Las tabletas de 50 o 100 mg deben tomarse con agua antes de que inicie el ataque. Si se alivian los síntomas por un rato y la migraña regresa, puede tomar otra dosis, pero no debe exceder de 300 mg en 24 horas.

Las inyecciones de Imigran funcionan mucho más rápido que las tabletas, porque el medicamento se absorbe rápido en la presión sanguínea. Estas inyecciones están disponibles en jeringas preparadas, para que los pacientes puedan inyectarse solos antes de que inicie un ataque. No es difícil usarlas. Si la migraña regresa, puede tomar otra dosis en un intervalo de al menos una hora. No debe administrarse más de dos inyecciones de 12 mg en 24 horas.

La inyección también funciona para el tratamiento de dolores de cabeza en serie.

El pulverizador nasal viene con un dosificador que esparce 20 mg. Debe usarlo tapando un orificio nasal y esparciendo la medicina en el otro. Después debe exhalar por la boca. El pulverizador también actúa más rápido que las tabletas. Para los pacientes que sufren vómito al inicio de un ataque de migraña o quienes necesitan una solución rápida a sus síntomas, la inyección o el pulverizador nasal son más eficaces que las tabletas.

Si su migraña no responde a la primer dosis de Imigran, en cualquier presentación que lo tome, no se recomienda tomar una segunda dosis para el mismo ataque.

El Zomig (zolmitriptano), producido por Laboratorios Zeneca, es el último de las terapias 5-HT. Viene en tabletas y la dosis normal es de 2.5 mg por tableta . Debe tomarse al inicio de un ataque para experimentar alivio dos horas después. Si esto no sucede, puede administrarse una segunda dosis después de dos horas. Si se da cuenta de que necesita dos dosis para controlar un ataque, tal vez

154

sea mejor, en un ataque de migraña subsecuente, tomar una dosis de 5 mg. Puede tomar más tabletas si los síntomas regresan después del alivio inicial. No debe tomar más de 15 mg en un periodo de 24 horas.

El zolmitriptano es diferente al sumatriptan ya que tiene una doble acción. Previene la constricción de los vasos sanguíneos y también funciona a nivel central en la parte del tallo cerebral conocida como núcleo trigémino. Se cree que el dolor se origina en esta parte del cerebro.

Naramig (naratriptano) entró al mercado el mismo año (1997) que el zolmitriptano. Es producido por Glaxo Wellcome y, al igual que el zolmitriptano, funciona a nivel central. La tableta verde claro contiene 2.5 mg de hidroclorido de naratriptano y debe tomarse con agua. Una tableta es la dosis recomendada y debe tomarse al comienzo de la fase de dolor de cabeza del ataque. El alivio se experimenta después de cuatro horas. Si la primer tableta no surte ningún efecto, es poco probable que funcione una dosis mayor. Sin embargo, si experimenta alivio, pero regresan los síntomas, puede tomar otra tableta en un intervalo no menor de cuatro horas. No debe tomar más de dos tabletas en un periodo de 24 horas. Dicen que el naratriptano tiene menos efectos secundarios que el sumatriptan y es menor la posibilidad de que la migraña se vuelva recurrente.

No se recomienda ningún agonista 5-HT para personas mayores de 65 años, ni mujeres embarazadas o que amamanten. Tampoco se permite el uso del sumatriptan ni el naratriptano en menores de dieciocho años. El zolmitriptano se ha usado con éxito en adolescentes (es decir, en niños mayores de doce años), aunque el medicamento no está autorizado para este propósito.

Esta variedad de productos no funciona en formas extrañas de migraña, como la migraña vertebro-basilar o la migraña hemiplégica familiar.

Tampoco funciona en personas con problemas renales y no deben tomarlo quienes padecen presión alta sin control, deficiencia cardiaca o problemas de circulación. No debe tomarse junto con ergotamina, otros agonistas 5-HT, litio o algunos antidepresivos.

No deben tomar naratriptano y sumatriptan quienes son alérgicos a las sulfonamidas. Es conveniente que platique con su médico o farmacólogo acerca de cualquier otro medicamento que tome, ya sea recetado o recomendado al momento de comprarlo.

Algunos efectos secundarios son vértigo o presión en la garganta, pecho o cuello. Puede experimentar hormigueo en las extremidades, así como pesadez y debilidad, aumento la sensibilidad en la piel, mareos, somnolencia y náuseas. Estos efectos secundarios, en caso de que ocurran, deben ser ligeros y de corta duración.

Recuerde que los agonistas 5-HT no deben tomarse a diario para prevenir ataques.

Medicamentos profilácticos

Los medicamentos que previenen la migraña han cambiado la vida de muchas personas. Los pacientes que sufren migrañas constantes, sobre todo si los ataques son fuertes o de larga duración, necesitan considerar la posibilidad de algún tratamiento profiláctico.

El propranolol (conocido comercialmente como Inderal) es un medicamento de uso prolongado que se receta a menudo contra la migraña. Es un beta-bloqueador y pertenece a una familia de medicamentos que baja el ritmo cardiaco y disminuye la presión sanguínea. Aunque los beta-bloqueadores se usan en el tratamiento de la presión alta, son de gran ayuda en el tratamiento de la migraña; el propranolol se usa mucho para esta condición. Otro beta-bloqueador, el atenolol (Tenormin), se receta a menudo para prevenir la migraña y funciona muy bien con algunos pacientes. No se recomienda que lo tomen los pacientes asmáticos con problemas cardiacos, las personas con problemas severos en el pecho y algunos diabéticos. Los efectos secundarios son depresión, náuseas, insomnio y alteración del sueño.

El pizotifeno (conocido comercialmente como Sanomigran) se creó como medicamento preventivo de la migraña. Es un bloqueador 5-HT pero también tiene propiedades antihistamínicas. Los efectos secundarios son somnolencia y aumento de peso.

Otro bloqueador 5-HT es el metisergide (Deseril). Aunque previene los ataques de las víctimas, no se receta mucho ya que tiene una larga lista de efectos secundarios posibles como náuseas, dolores de estómago, debilidad, mareo, ansiedad, calambres en las piernas, cambios de humor, vómito, diarrea o estreñimiento y ataxia (problemas del control muscular). Es más importante la posibilidad de un efecto secundario irreversible por el uso prolongado del medicamento; puede ocasionar el adelgazamiento de las fibras de los riñones y otros tejidos. Esto sólo se ha observado en pacientes que lo toman de manera continua, sin el descanso de un mes recomendado para cada seis meses de uso. Por esta razón, normalmente se prescribe bajo la supervisión de un neurólogo.

A pesar de sus numerosas desventajas, el Deseril ha ayudado a muchas víctimas de la migraña. Se permite el uso del Deseril en aquellos pacientes que padecen severas y frecuentes migrañas durante tres o cinco meses y después, para prevenir el desarrollo de efectos secundarios no deseados, deben dejar de tomarlo durante un mes antes de comenzar el siguiente tratamiento.

Bloqueador del canal de calcio

Esta familia de medicamentos funciona igual que los beta-bloqueadores. Dilatan los vasos sanguíneos al relajar los músculos de las paredes de los vasos. Los bloqueadores del canal de calcio también se usan en el tratamiento de presión alta y algunos padecimientos cardiacos pero, a diferencia de los beta-bloqueadores, pueden usarlos pacientes asmáticos. Los efectos secundarios son ligeros y entre ellos están somnolencia, debilidad y aumento de peso. La nifedipina (conocido comercialmente como Adalat) es un bloqueador del canal de calcio.

Clonidina

Conocido en el mercado con el nombre comercial de Dixarit, este medicamento se usó primero en el tratamiento de la presión alta. Es un alfa-agonista que afecta los vasos sanguíneos y los hace menos sensibles a la aminas vasoactivas y por lo tanto, es menos probable que se dilaten, según la Diamond Headache Clinic. Sus efectos secundarios son debilidad, constipación y depresión.

Antidepresivos

Los antidepresivos como la amitriptilina se usan a menudo en el tratamiento profiláctico de la migraña, sin tomar en cuenta si el paciente sufre de depresión o no. Hay diferentes tipos de antidepresivos. Un tipo de antidepresivos recetados a menudo para las víctimas de la migraña son los tricíclicos. Parecen funcionar en pacientes donde la depresión no es un factor. Se ha encontrado un alto nivel de serotonina en la orina de las víctimas de migraña durante un ataque. La amitriptilina, conocida comercial-

158

mente como Triptizol, mejora el ánimo y funciona en la parte del cerebro que controla el humor. Pero también puede hacerle sentir débil y puede provocarle mareo y visión borrosa. Estos síntomas son comunes durante los primeros días del tratamiento, y parece que el medicamento no surte efecto durante este tiempo. Sin embargo, los efectos secundarios ceden después de un par de semanas, cuando el medicamento comienza a surtir efecto. También puede causar cambios en el pulso, el ritmo cardiaco y la presión sanguínea.

Antiepilépticos

A veces se receta el medicamento para la epilepsia sodio valproato (Epilim), en dosis bajas, para prevenir la migraña. Tiene efectos secundarios, pero la preocupación es que las mujeres deben usar un tratamiento anticonceptivo eficaz, ya que el sodio valproato empleado durante el embarazo se asocia con una tasa alta de anormalidades fetales. Aparte de eso, vale la pena probarlo, si la migraña no responde a otros profilácticos.

Litio

Este metal ligero se usa algunas veces, en dosis muy pequeñas, para el tratamiento de dolores de cabeza crónicos y frecuentes. Para el tratamiento de enfermedades mentales como la maniaco-depresión, se usa en dosis mucho más altas. Actúa sobre las fibras nerviosas al sustituir el potasio, lo cual ocurre naturalmente en el cuerpo. Se requieren varias semanas antes de tener un buen resultado con el litio. Entre los efectos secundarios están los temblores, las náuseas, el vómito y la diarrea.

159

Capítulo XII
El aspecto psicológico

El doctor Oliver Saks en su libro *Migraine* opina:

"Casi todos los pacientes creen que sus migrañas ocurren 'espontáneamente' y sin motivo. Esta teoría es absurda en lo científico, fatal en lo emocional y sin fundamento en lo terapéutico. Debemos suponer que todos los ataques de migraña tienen factores reales y determinantes, por más difícil que sea su diagnóstico."

Es seguro que cualquier médico con esa actitud ganará la confianza de los pacientes con migraña. Lo esencial no es alcanzar el éxito, sino intentarlo. Y si es esto lo que queremos de nuestros médicos, es lo que debemos esperar de nosotros mismos. Aguantarse y callar no es el modo correcto de curar una enfermedad.

En la actualidad existen tantos modos de enfrentar una migraña que es difícil no confundirse. Especialistas en homeopatía, acupuntura, reflexología, herbolaria, tratamientos alérgicos y muchos otros, han ayudado desde hace muchos años a quienes padecen migraña, tal como lo han hecho los médicos que practican la medicina tradicional. En resumen, lo importante no es el método que usemos, sino que logremos salir de la cama y estar de vuelta en el mundo de los vivos. De modo que, con eso en mente, veamos la forma de terapia más difícil, y a veces más doloroso: analicemos con atención nuestro interior.

Emociones reprimidas

Mientras buscaba información para este libro, escuché que muchos pacientes recordaban sus malos momentos, cuando los ataques de migraña eran muy fuertes o muy frecuentes. Casi siempre concluían: "Estuve bajo mucha presión durante esa época", o "Fue un mal momento en lo emocional". Se confirmaba en un estudio tras otro, en donde las víctimas de migraña dijeron que los factores emocionales y la tensión tienen una enorme importancia en la activación de un ataque. Hay muchas hipótesis que sustentan estas teorías, la más común es aquella en donde la víctima heredó una predisposición a padecer migraña. Al parecer es una debilidad que empeora o se manifiesta a través de la tensión física o emocional.

Pero alguien que practica los tratamientos "comunicados", como la orientación, la psicoterapia, el conductismo y demás, tendrá otra perspectiva. Considerará la posibilidad de que se haya heredado un esquema de conducta. Si su madre, padre o tía reaccionaban a la tensión o a un trastorno emocional con una migraña, existe la posibilidad de que usted reaccione a esas condiciones del mismo modo. Y reaccionar significa reaccionar, no quiere decir "fingir." Puede ser que en su familia las personas no demostraban abiertamente sus sentimientos. No gritaban cuando estaban enojadas ni lloraban cuando estaban tristes y así por el estilo. Era un control o una represión que inconscientemente encontraba su liberación y expresión en la migraña y durante generaciones se volvió una tendencia familiar.

A continuación están dos aspectos psicológicos de la migraña citados en el libro *Migraine* del Dr. Oliver Sacks:

> Es posible recuperarse de las migrañas biológicamente más sencillas y dinámicamente más benignas; las cuales tienden a ocurrir, en ciertas circunstancias, después de actividades emocionales y físicas durante un tiempo pro-

longado y, de manera habitual, cuando hay ataques en un notorio "fin de semana". Por lo general hay un colapso bastante agudo a partir de un periodo previo de hiperactividad y tensión, la fase de postración puede ser profunda e incluso aletargada y es característico que preceda a una recuperación de la migraña y una sensación de reanimación.

¿Le parece familiar? Qué tal esto:

> Cierta número de pacientes experimentan migrañas periódicas o esporádicas que parecen fijar, representar y "manifestar" una acumulación de tensiones o conflictos emocionales. Tengo la impresión de que muchas migrañas menstruales (y otros síndromes menstruales relacionados) hacen exactamente esto, es decir, acumulan las tensiones del mes en unos pocos días de intenso malestar, y he observado en varias pacientes que curarlas (alejarlas) de tales síndromes menstruales, experimentan después una descarga de ansiedad difusa y conflictos el resto del mes. En resumen, tales migrañas sirven para confirmar y, por lo tanto, para delinear sentimientos dolorosos, crónicos o recurrentes, los cuales deben tomarse en cuenta antes de desaparecerlos con celo excesivo.

¿Algunos de nosotros sufrimos migrañas porque es el único modo en que podemos expresar nuestro dolor, enojo y frustraciones? ¿Debemos padecerlas porque es la única forma en la que nos alejamos de todo y descansar? Estas preguntas pueden parecer lejanas o despertar una leve sensación de reconocimiento; de cualquier modo, vale la pena tener una mentalidad abierta acerca de las causas de la migraña. Puede ser la química corporal. Puede ser el resultado de algo escondido en la psique. Y es muy probable que sea una combinación de ambas.

Entonces, ¿cuál es la forma correcta de manejar el aspecto psicológico? Un terapeuta capacitado puede ayudarle a indagar en su interior y descubrir cómo manejar las situaciones emocionales y sus relaciones. Veamos un ejemplo: ¿Usted da tanto como recibe o normalmente está en el extremo receptor del enojo y la frustración de los demás? ¿Se encoge de hombros para convencerse de que no importa en realidad, cuando el asunto sí es importante? ¿Y guarda su rencor en el subconsciente? Si esto toca una de sus fibras, puede estar seguro de que es parte de una multitud muy grande. La ayuda de un experto le permite ver lo que sucede y le proporciona la confianza para actuar del mejor modo para usted, no para la otra persona. Eso significaría devolver el enojo al agresor y no sentir culpa por ello. Ese tipo de liberación puede ser la clave para señalar la salida a su migraña, incluso si no la alivia.

Herencias de la infancia

Es posible que un psicoanalista o terapeuta quiera correr más las cortinas y buscar con más profundidad en su infancia. Después de todo, nos comportamos de cierto modo por una razón y, a menudo, es algo que ocurrió cuando éramos niños. ¿Por qué no tiene la seguridad para responder a los gritos, para decirle a las personas que se alejen, o negarse a hacer cosas que no quiere hacer? Es probable que sea de naturaleza sumisa. Tal vez usted fue educado para observar y no para escuchar. Puede ser el resultado de un temor no resuelto escondido en lo profundo de su psique. El miedo en la infancia es común, pero llega a ser traumático y no enfrentarlo puede obsesionar nuestra vida como adultos; y a menudo las personas ni siquiera saben que está ahí. Este tipo de indagación profunda puede ser difícil, prolongada y costosa, pero la terapia existe porque funciona para algunas personas.

Depresión

Muchos dolores de cabeza están acompañados por una depresión crónica; normalmente la migraña y la depresión se presentan juntas. Algunos de los primeros síntomas de una depresión son perturbación del sueño, acompañado de la pérdida de la concentración, el apetito o el interés en algo. Una persona deprimida puede padecer fatiga y dolores de estómago. Está irritable y sensible. La depresión y la migraña no tratadas se convierten en un círculo vicioso. Sufre depresión por padecer migraña y tiene migraña por estar deprimido. Los antidepresivos se usan a menudo en el tratamiento profiláctico de la migraña, incluso en pacientes que no sufren depresión. La teoría, según la Diamond Headache Clinic, es que cualquier tipo de tratamiento que tenga un efecto benéfico en las emociones, debe reducir la frecuencia de los ataques de migraña. Sin embargo, los pacientes que sufren depresión harían bien en considerar alguno de los tratamientos de comunicación. Abrir su alma a un consejero especializado en escuchar podría romper el círculo de manera eficaz.

Curiosamente, quienes padecen migraña (u otras enfermedades crónicas) no sufren ataques frecuentes si están en condiciones de mucha tensión o en depresión clínica grave. En el capítulo I, Cinthia comentó que mientras estaba "hundida" no sufría ni siquiera una leve migraña; ésta regresaba cuando ella comenzaba a salir.

En su libro *Migraine,* el Dr. Oliver Sacks relata el caso histórico de un hombre que había padecido migrañas desde los siete años hasta que fue encarcelado en Auschwitz durante la Segunda Guerra Mundial. A lo largo de seis años en el campo de concentración, tiempo en el que fueron asesinados su esposa, sus padres y todos sus familiares cercanos, él no sufrió ni siquiera una leve migraña. En las décadas posteriores a su liberación, sufrió depresión crónica con sentimientos de culpa; tiene en promedio entre seis y diez ataques de migraña clásica al mes. Es propenso a los accidentes, y sus únicos descansos de la migraña suceden cuando se lastima a sí mismo o cuando su depresión es tan aguda que debe acudir al hospital para su tratamiento.

Elizabeth padecía migrañas los fines de semana, y pasaba casi todos los sábados y domingos "sintiéndose fatal". Sufría dolores de cabeza punzantes, acompañados algunas veces de náuseas. Ninguno de los medicamentos que tomó le hizo efecto. Durante este tiempo, tuvo una relación problemática con un hombre —durante diez años o más no pudieron llegar a un acuerdo para casarse—. El problema era, dice Elizabeth, que les costaba trabajo hablar de algo personal. Comenzó una terapia y relata: "Tenía fama de botes de basura que estallaban. Guardas todo en el bote de basura, te sientas sobre la tapa y vuelve a explotar." Hace un año comenzó a consultar a un psicoterapeuta.

Elizabeth

Me preguntó por qué había ido a verla. Le dije que quería deshacerme de la migraña. Y ella dijo: "Oh, puedo ayudarte a hacerlo." Era la primer persona que me decía eso. "Sí", agregó. "Solía padecerla a menudo. Ahora ya no la tengo."

La veía una vez a la semana durante una hora. Pasamos mucho tiempo hablando de mi niñez y de mi relación, que no resultó. También hablamos del aspecto sexual, en el que, en realidad, no había profundizado, analizado o reconocido. Tenía problemas menstruales y había dejado de tomar píldoras anticonceptivas, ese fue el final del aspecto sexual en aquella relación, porque él no estaba preparado para hacer algo al respecto, y no fuimos capaces de comentarlo. Esto duró tres años. Ahora no puedo ni imaginarlo. Comencé a integrar mis ideas. Ahora que recuerdo, mi novio me visitaba los viernes y los sábados y esos días yo tenía migraña.

Uno de los problemas que surgieron desde la niñez era mi cautela para acercarme a las personas —o para decirles lo que realmente me molestaba—. La actitud de mi padre era: "Si no dejas de llorar, te daré algo para que llores de verdad." Todavía escucho su voz. Mi madre murió ese verano, y estaba consciente de que no quería acercarme a ella y ella ciertamente no quería acercarse a mí. Por eso creo que desde mi niñez tuve la costumbre de guardarme todo.

Creo que la psicoterapia es una forma de decir que funciona hablar de estas cosas; al ser capaz de hablar de ambas experiencias, la niñez y los problemas con las relaciones. Creo que las dos van de la mano. Los problemas en la relación eran determinados parcialmente por los problemas que traía desde la niñez.

Entonces reconocí que él no podía hablar de lo que nos sucedía, pero era probable que también fuera mi incapacidad. En realidad, no queríamos hablar de la raíz del problema.

También era adicta al trabajo, lo cual probablemente contribuía a los problemas en la relación. Todo tenía que ser "sólo así". Yo trabajaba todas las tardes hasta las diez de la noche, también trabajaba los sábados y casi todos los domingos.

En ese tiempo la relación estaba llegando al final y me hice pedazos. Me encerré en casa a llorar durante una semana. No entendía lo que sucedía, pero creo que todo mi cuerpo decía: "Es suficiente. Basta de trabajo. Basta con la relación." Siempre he sido creyente, pero parecía que Dios había desaparecido. No quedaba nada. Pasé seis meses de ese año muy deprimida. Esa fue la primera vez que recibí un consejo del ministro de mi iglesia. En realidad me liberó, porque estuve a punto de suicidarme varias veces.

Un par de semanas antes de su muerte, mi madre quiso ingresar a un asilo. Estaba a punto de sacarla en

su silla de ruedas a ver el mar cuando dijo, inesperada-
mente: "Acabo de comprender cuánto me ama tu padre.
Y siempre fui muy fría con él." Casi me voy de espaldas.
Pensé que era triste. Explicaba tantas cosas. Ellos nunca
tuvieron una relación sexual positiva. Él era un hom-
bre muy temperamental. Nunca llevé a mis amigos a
casa por si él estaba de mal humor. Mi madre nunca
invitó a sus amigas a tomar té por si él llegaba a casa
después de trabajar.

Mi madre me sobreprotegía. Me defendía de mi
padre. Era protectora, pero no era cariñosa. Nunca con-
fié en ella.

Pensar en estas cosas me ha ayudado ahora. Ayer
discutí con alguien. Estaba realmente enojada y pensé:
"Esta es exactamente una situación por la que mañana
tendré una migraña." Y después pensé: "Hablaré con
alguien." Así que estallé con una pareja con la que tro-
pecé. Hace años no podría haberlo hecho. Sólo me lo
habría tragado.

Creo que mi posición cambió cuando la psicote-
rapeuta preguntó: "¿Cómo te sientes ahora?" Y le dije:
"No lo sé. Me siento como un globo atado con muchas
cuerdas." Ella dijo: "¿De qué color es?" Y le contesté: "Es
rojo." Su respuesta fue: "¿Por qué no vas a casa y escribes
el cuento del globo rojo?"

Tomé un poco de papel; lo doblé para hacerlo un
cuadernillo y me senté a escribir. No sabía que escribir.
Sólo era el cuento del globo rojo. Luego lo leí, me quedé
ahí sentada y lloré. Era tremendamente importante.

Comencé a escribir muchos poemas, a pintar cua-
dros y a hacer cosas después de eso. Fue de muchísima
ayuda explorar mi mundo interior. Encontré cosas que
debía sacar y que no sabía que estaban dentro. Están
ahí para comentarlas. Ayuda a curar los recuerdos.
Mientras no pueda hablar de eso, permanece ahí como
un bote de basura que va a explotar. Después, comentas

algo con gran dificultad y la siguiente semana piensas: "¿Por qué era tan difícil hablar de eso?" Y al final te ríes un poco por haberlo hecho.

Las migrañas de Elizabeth son menos frecuentes y más distantes entre ellas. Abandonó su carrera en la que tenía mucho éxito, pero trabajaba demasiado; ahora es una estudiante de tiempo completo y se concentra en una vida profesional muy diferente. Aunque su relación terminó, sigue en contacto con su amigo.

Richard es un psicoanalista con muchas cualidades y con mucha experiencia. Padecía dolorosos ataques de migraña clásica, que alivió a través del análisis: fue capaz de mirar detrás de las luces deslumbrantes y percibir el fantasma de su infancia escondido ahí.

Richard

Aunque no me había dado cuenta, creo que he padecido ataques de migraña desde que era niño, en Sudáfrica. Claro que padecía trastornos biliares que me incapacitaban. Recuerdo que sólo quería estar en un cuarto oscuro, y una sensación muy intensa de presión y ansiedad. No fue sino hasta mis días de universidad que la identifiqué en la forma normal o clásica.

Comenzaba con una mancha —literalmente un punto en alguna parte del campo visual—. Quería dejar de verlo por completo. Se esparcía gradualmente como un caleidoscopio de deslumbrantes anillos blancos y negros que crecían lentamente. Pero antes de eso, casi antes de que sucediera, me había dado cuenta de que tenía problemas con mi visión. Había áreas que no enfocaba. Sentía como si viera la mitad de una persona o la mitad de una cara. Iba y venía. La mancha se extendía hasta que cubría toda mi vista. No quedaba totalmente ciego —mi mirada atravesaba la mancha y la rodeaba.

168

Los síntomas visuales eran muy aterradores. En realidad, perdía relación con el mundo. Había un extraño tipo de alteración en el modo en que sonaban las cosas: algo como una cámara de eco. En cierto modo, sentía como si se duplicaran las cosas, en los aspectos visual y oral. Es una experiencia aterradora que algo interfiera con tu visión. No es algo tan directo como "me estoy quedando ciego". El temor tiene mucho que ver.

Cuando supe más de psicología, experimenté con eso. Quería ver cuánto podría funcionar y mirar con la migraña. Jugué tenis mientras tenía aura; pedí a alguien que me lanzara cosas y pude atraparlas. Fue muy interesante, porque básicamente el aura no parecía alterar mi coordinación. No era del todo agradable hacerlo, pero pude atrapar la pelota. En realidad, no podía verla. Desaparecía, pero la atrapaba. En esos momentos, la tensión era bastante fuerte, porque enfrentaba un poderoso deseo de sumirme en la oscuridad y eliminar todos los estímulos.

El aura duraba unos veinte minutos. Después, había una pausa, donde todavía me sentía fatal y luego comenzaba el dolor de cabeza. A veces había un absoluto periodo de alivio en el que todo estaba muy despejado, como si entrara en una claridad que no había tenido antes. Casi siempre me provocaba unas terribles náuseas, vómito, y otros síntomas, y duraba la mayor parte del día. A la siguiente mañana estaba bien, pero me sentía bastante limitado. Cuando era niño los ataques biliares me incapacitaban. Mi madre me aplicaba aceite de ricino, creo.

El tiempo en el que tuve realmente los ataques de migraña fue después de la guerra, cuando hacía tres cosas a la vez. Ejercía la práctica privada como psicólogo, dirigía una clínica y daba conferencias. Cuando todo eso se intensificó, empeoró la migraña. Probé todo lo que se me ocurría. Reconocí algo que sólo pude describir como ataques de hipoglucemia: una sensación repentina y severa de disminución del nivel de azúcar en la sangre, supongo. Frío interior, una sensación de muerte inminente. Era aterrador. Comencé a tomar glucosa y cosas de este tipo para ver si ayudaban. No lo hicieron. Se volvía más severo. Tuve un ataque en el que casi me convulsiono, lo relacioné con el agotamiento. Desde esa vez, me recetaron pequeñas dosis de fenobarbitona. No me ayudó para nada, según recuerdo, sólo me hacía sentir que veía todo a través de una cortina.

Después comencé a consultar a un analista en Durban. Era parte de los cursos. No me ayudó mucho. Creo que fue mi culpa. Estoy seguro de que controlé toda la información. No dejaba que el análisis llegara hasta mí. Mencioné unos sueños convenientes y reaccioné de manera correcta, pero no estoy seguro de que haya cambiado en mi interior.

Obtuve una beca que me ayudó a llegar a Londres con la familia y pude terminar los dos años de estudios que me faltaban en Inglaterra. Como parte de la enseñanza, hablé con una analista realmente buena. Me atrapó por todos lados y no hubo manera alguna de defenderme de ella. Derribó todas mis barreras. Fue durante esos dos años y medio que las migrañas literalmente desaparecieron. Pasé por ciertas experiencias muy extrañas con ella.

Fue como si de repente estuviera en un ambiente muy despejado como en el periodo después del aura y antes del dolor de cabeza, sólo que sin aura y sin dolor de cabeza. Me mantuve así por una semana. De súbito, comencé a ver todo de manera distinta. Todo era sorprendentemente claro. Escalofriantemente claro. El ambiente, las personas, todo era muy visual. Si hubiera consumido LSD o algo así, hubiera funcionado como explicación, estaba todo más brillante, más radiante, más claro, más preciso. No me sentía bien. Me sentía muy raro. Comenté esto con mi analista y simplemente respondió que era "un episodio psicótico que no me haría ningún daño". Por supuesto, tenía razón.

Era muy importante para mí llegar más allá de lo que fuera que me tuviera controlado. Comencé a sentir que el aura no sólo interfería mi visibilidad, era como si algo cosa intentara interponerse entre mi visión y lo que mirara. Y yo producía un efecto similar a un caleidoscopio para oscurecerlo. Cuando sucedía, trataba de mirar más allá de eso. Tuve varias impresiones. En realidad, no puedo decir que observé cosas. Pero capté varias impresiones de experiencias muy lejanas, sobre todo respecto a la separación con mi madre. Me había alejado antes y vivía en la granja de mi abuelo. Ella venía, me dejaba ahí y regresaba con mi padre, porque él nunca quiso ir a la granja. Esto sucedía todas las vacaciones, a veces durante semanas o meses. Tomé conciencia de esas épocas y de sentimientos muy profundos de penuria y oscuridad cuando intentaba analizarlo.

Una de las razones por las que hice esto, fue porque mi analista había hecho un trabajo extraordinario con epilépticos y logró hacerlos expresar sus ataques en términos psicológicos. Los puso a dibujar y a pintar cada vez que tuvieran aura. Les permitió encontrar modos para traducir cualquier cosa ocurriera en su interior a formas que pudieran plasmar en papel. Consiguió que muchos de ellos redujeran o previnieran sus ataques.

Cuando sufría un ataque, trataba de ver literalmente si había otra imagen que los destellos y el efecto de caleidoscopio trataran de bloquear. Tuve una visión de mí, como si fuera una pequeña criatura cubierta de hojas que volaba libre de ataduras, absolutamente patética. En gran medida, fue el tipo de emoción de niño abandonado que estaba ahí. Sentía un terror absoluto, una desconexión y tal vez mucha rabia también. Es difícil decir que esa fue la causa de mi migraña. Pero lo cierto es que, al realizar mi análisis, la migraña se redujo y finalmente desapareció, con muy esporádicas excepciones.

Al final de esos dos años y medio no pude quedarme. Tuve que regresar a Sudáfrica. Creo que tuve dos o tres ataques de migraña durante los siguientes dos o tres años.

En Sudáfrica estuve bajo una terrible presión, a causa de la discriminación racial. Dirigí una clínica multi-racial. Estuvimos bajo amenazas todo el tiempo. La tensión era muy fuerte. La policía nos inspeccionaba con regularidad; en una ocasión se llevaron todos los expedientes y cosas por el estilo. Así que dejamos de tomar notas. Desde que regresé me preguntaba si debía quedarme o no. En la clínica atendíamos a africanos, asiáticos, blancos y negros, lo cual iba en contra de las reglas. La ley decía que debían atenderse en clínicas separadas. Finalmente, nos obligaron a hacerlo y entonces decidí partir. Sin embargo, durante esta época mi migraña no aumentó, aunque trabajaba en exceso. Tuve que ahorrar dinero porque era muy probable que tuviera que irme. No estaba seguro de cuánto dinero podría llevar conmigo. Tuve suerte, porque también era ciudadano británico.

Regresé a Gran Bretaña en 1962. Las antiguas tensiones había desaparecido y me sentí en un oasis de tranquilidad. Tuve problemas para establecerme, pero no tenía prisa por nada. No sufrí migrañas a pesar de que me costó mucho trabajo consolidarme.

Creo que encontré el origen de mi migraña y eliminé una parte de la predisposición hacia ella. Siento que el análisis me ayudó mucho. Desde que dejé Sudáfrica he tenido sensaciones de depresión y cosas así. Creo que se trata de dejar las cosas atrás y estar dispuesto a al-

canzar otra meta. Para mí fue el sentimiento de aban-
dono —el alejamiento de mi madre y el terror generado
por eso—. De algún modo, todavía llego a sentirme ate-
morizado ahora, pero el hecho de que pueda sentirlo
tal vez sea el motivo por el que ya no tengo migraña.

Bridget padecía acidosis desde niña; una afección donde aparece en la sangre una cantidad de ácido mayor de lo normal. Esto le provocó migraña años después. Bridget atribuye su condición a la tensión. Cuando lea la historia de su niñez entenderá por qué.

Bridget

Con ayuda de la Migraine Action Association solucioné, durante los años de la migraña, casi todos los factores de activación que me afectaban y probé muchos medicamentos inútiles hasta que encontré la ergota-mina. Ahora los factores de activación de la migraña son muy complicados y a veces numerosos, pero un fac-tor constante es haber estado bajo una tensión severa.

Al recordar los años de acidosis, debo decir que noventa por ciento se relacionaba con la tensión. Tenía un hermano mayor y era el integrante menos impor-tante de una familia violenta e histérica. Mi padre tenía un temperamento muy violento que regular-mente lo incitaba a los golpes y a los insultos, y era todavía más frecuente el temor a que eso sucediera. Pero ya sabe cómo es eso —uno recuerda los incidentes extraños de la infancia y es difícil decir exactamente con qué frecuencia me golpeaba—. Mi madre también me pegaba, pero era más común que me amenazara con una vara o hacía que mi padre me golpeara. Sólo puedo decir que, hasta donde me acuerdo, aprendí a mantenerme lejos del resto de mi familia, me escondía en el armario, debajo de mi cama, arriba de los árbo-les, etcétera. Solía llevar libros conmigo a esos lugares.

De hecho, estoy segura de que esa fue la razón por la que aprendía lo suficiente para pasar mis exámenes.

Mi madre nunca intentó protegerme de la violencia de mi padre. Por el contrario, era intrigante y manipuladora y dedicaba, ahora me doy cuenta, un esfuerzo considerable para crear problemas entre mi padre y yo. Nunca trató de detenerlo o de consolarme. Además, ella animaba a mi hermano mayor para que participara, y aún recuerdo los golpes tan fuertes que él me daba en el estómago, con los que me dejaba sin aliento.

Cuando tenía unos cinco años y mi hermano ocho, me acusó de intentar asesinarlo. Estábamos en el asiento trasero de nuestro viejo automóvil y mis padres al frente. Yo estaba perdida en mis propios pensamientos, como de costumbre, cuando de repente noté, y de inmediato les dije a gritos a mis padres, que mi hermano ya no estaba sentado en su lado del asiento, sino que estaba tirado en el piso, con la cabeza bajo el asiento de mi padre. Mi padre frenó con fuerza y se bajó de golpe del automóvil. Recuerdo que otro automóvil lo insultó por haberse detenido en forma tan abrupta y por abrir la puerta sin fijarse. No recuerdo que le haya pasado algo a mi hermano, sólo que lloriqueaba. Fue mi padre quien me acusó de intentar matarlo al ponerlo bajo el asiento y cubrirlo con una manta de arriba abajo. Por supuesto, esa acusación era ridícula porque él era alto, más grande y más fuerte que yo y no gritó para quejarse en ningún momento. Sin embargo, nadie lo contradijo y pasó a la mitología familiar.

El ambiente a la hora de la comida era insoportable. La comida que preparaba mi madre era muy pesada —había sido cocinera profesional antes de casarse— me provocaba acidez después del segundo bocado. En realidad, me costaba mucho trabajo comer algo, excepto un té o fruta. Se especializaba en usar crema, mantequilla, huevos y grasa, con todo batido,

174

colado y sin grumos. Mis padres murieron de derrame cerebral. Yo era muy delgada. Si mi padre se ponía violento trataba de patearme por debajo de la mesa y solía sentarme con las piernas levantadas lo más posible y alejadas de él. Hasta hoy no me gusta comer acompañada —ni siquiera con mi esposo y mi hija.

Cuando llegué a Oxford —toda esa lectura me ayudó— para mi sorpresa encontré que podía comer sin sufrir cólicos. Mejoré por el cambio de comida pesada a sencilla, pero al analizarlo, creo que se relacionaba más con la relativa falta de tensión. Tenía migraña y también dejaba de comer después de probar uno o dos bocados porque mi estómago de repente se me hacía nudo, pero casi todo el tiempo la pasaba muy bien. Sin embargo, nunca descubrí el truco para comer normalmente. Con el paso de los años, descubrí que ahora puedo comer normalmente y disfrutarlo sin tener cólicos ni migraña la mayor parte del tiempo. Creo que inconscientemente trataba de compensar el tiempo perdido. Comencé a comer golosinas en lugar de comer lo adecuado. Comía cosas dulces y con almidón; nunca antes lo había enfrentado y comencé a subir de peso.

Soy una persona alta y comencé mi madurez siendo muy delgada, por lo que me tardé varios años para estar gorda, ahora tengo bastante sobrepeso y casi soy diabética. Simplemente no puedo persuadirme para comer lo correcto.

He llegado hasta aquí. En la actualidad no estoy bajo presión o, para ser más exacta, en la actualidad no existen factores que me provoquen tensión. Me doy cuenta de que no he podido, como esperaba, dejar atrás a mi familia y olvidarlos. Mis padres están muertos y he tenido cuidado de no volver a ver nunca a mi hermano. Pero no puedo dejar de pensar en ellos y lo terribles que fueron, sólo recordarlo me pone tensa.

La madre de Herta y su abuela padecieron migraña. La migraña de Herta comenzó cuando ella tenía cuarenta y cinco años. Le dijeron que se sentiría mejor con el paso del tiempo, pero a los sesenta y cinco años sigue esperando. Tiene migrañas sin aura, pero con mareo, náuseas, sensibilidad a la luz y los demás síntomas. Ha padecido alergia a la comida de la calle, dejó la levadura, los productos lácteos, las zanahorias, los ejotes, el maíz tierno y todo lo que ella creía que podía activarla, "con toda la voluntad para sentirse mejor." En una época, sufría un ataque a la semana y cada ataque le duraba tres días. Ahora, con ayuda del Sanomigran, las cosas van mejor.

Herta cree que sus migrañas no se relacionan a su niñez. Después de todo, tardaron cuarenta y cinco años en llegar. Pero la última etapa de su niñez fue extraordinaria, por decir lo menos, y algunas veces renacen los sentimientos de temor y abandono que Richard mencionó antes.

Herta es judía vienesa. Antes de que iniciara la Segunda Guerra Mundial, ella y su hermano llegaron a Inglaterra con el programa Transportes para niños, un sistema en el cual algunos niños judíos eran traídos de Austria y reubicados con familias británicas. Ella tenía doce años en esa época.

Herta

Mis padres no consiguieron el permiso para salir, así que se quedaron en Viena. Mi madre tenía muy adelantado su embarazo de mi hermano menor, quien nació ahí.

Recuerdo mi pesadilla. La ambulancia no recogía a ningún judío. Estaba preocupada de que mi mamá tuviera al bebé y que estuviera al borde de la muerte en el camino. De hecho, el parto salió bien.

Una familia en Liverpool decidió aceptarnos a mi hermano y a mí. Acudíamos a la escuela, sin entender una palabra. La guerra comenzó y nos evacuaron a Chester con una familia diferente. Una familia se hizo cargo de mi hermano y otra familia de mí. La pesadilla de mi hermano era despertarse a media noche sabiendo que mamá y papá vagaban por las calles, sin saber en dónde estaban sus hijos, y que decían: "la próxima luz que esté encendida será dónde viven nuestros hijos." De modo que se levantaba y encendía la luz.

Mis padres salieron en agosto de 1939, pasaron como servidumbre. Vivieron en una habitación diminuta con un bebé de seis meses. Por fin, mi hermano pequeño fue adoptado en una casa. Solían visitarlo una vez a la semana. Cuando cumplí catorce años en Chester, me fui a Londres a vivir de nuevo con mis padres, sin darme cuenta de que ellos vivían en un pequeño apartamento y no tenían espacio para otra cama. La amable casera les permitió alquilar otro cuarto diminuto arriba, donde yo dormía. Para mí era el paraíso. Comencé a trabajar en una fábrica de ropa como asistente del cortador. Pasaba nueve horas al día en la mesa de corte, excepto a la hora del té y cuando tomaba mi desayuno. Tenían un contrato mientras durara la guerra.

Soy una persona que piensa positivamente —prefiero pensar en las cosas positivas que hundirme en la tragedia—. Conocí a mi esposo en un club para jóvenes en Londres llamado La joven Austria. Él no sabía qué sucedió con sus padres. Nos casamos cuando yo tenía dieciocho años y él veintiuno. Tiempo después pudimos buscar en los archivos de Israel lo que había sucedido con los padres de mi esposo. Encontramos la fecha en que los transportaron. Nunca llegaron al campamento de Auschwitz. Fueron llevados a la cámara de gas. Así que pudimos saber cuándo sucedió. Fue en octubre y nosotros nos casamos ese noviembre. Por supuesto que en ese tiempo no teníamos idea de nada. Pero todo sigue su curso. Realmente lo creo.

Capítulo XIII
TERAPIAS ALTERNATIVAS

Hay un gran número de tratamientos disponibles que no se basan en medicamentos o en cirugía. Muchas de las terapias alternativas afirman que atienden a la persona, no al padecimiento. Por ejemplo, en la medicina china el médico observa su forma de caminar dentro de una habitación, su postura, su complexión y demás, para tener una imagen de usted como persona. Igual que con otras formas de tratamiento, es muy importante consultar a un practicante especializado. En la actualidad, en muchos países no existen leyes que regulen el uso de la medicina complementaria, por lo que cualquiera puede determinarlas libremente. Esta situación provocaría un campo minado, excepto porque los terapeutas tienden a pertenecer a una organización profesional adecuada, la cual normalmente solicita a sus integrantes que acrediten sus evaluaciones y alcancen el nivel requerido. A menos que personalmente le recomienden a un médico particular o a un terapeuta, no consulte uno al azar. Comuníquese con una organización profesional importante y pida que le recomienden uno en su localidad. Recuerde que casi toda la medicina complementaria no está disponible en el Servicio Nacional de Salud, por lo que es muy importante enterarse del costo probable antes de comenzar algún tratamiento.

Este capítulo describe algunas de las terapias que afirman ser de utilidad para quienes padecen migraña.

Si partimos de que casi todas la medicina complementaria está fuera de una definición y una comprobación científicas, es importante cómo se siente usted con cualquier terapia particular, incluso más que con la medicina tradicional. Sin embargo, muchas de estas terapias afirman que los pacientes no tienen que creer que vayan a funcionar para que lo hagan. Pero es útil tener cierto respeto hacia el tratamiento y relacionarse con el método de una manera positiva.

No existe un tratamiento "correcto," pero es casi seguro que sí existe un tratamiento correcto para usted. Podría ser la medicina tradicional, la psicoterapia o uno de los muchos tratamientos complementarios y medicinas que se ofrecen. Por lo tanto, no intento comparar, analizar ni criticar estos tratamientos alternativos. Así que lea las descripciones que le ofrecemos aquí y compruebe si hay algo que llame su atención. Hay muchas dimensiones de migraña; por el modo en que cada quien experimenta su enfermedad y también por el modo en que cada quien busca un tratamiento.

Dos de los tratamientos que se describen aquí, la quiropráctica y la osteopatía, han sido probados con éxito por miembros de la *Migraine Action Association* y sus historias aparecen junto con la terapia. El remedio herbario que contiene matricaria también aparece en esta sección, junto con el relato de un integrante de la asociación.

Acupuntura

La palabra "acupuntura" significa literalmente "aguja que perfora." En China, donde este tratamiento se practica en todas partes, se llama Chen chiu, que significa "aguja moxa." Moxa es una hierba seca que se quema en conos pequeños sobre la piel o en el extremo de la aguja para provocar un ligero calor. Este método se conoce como moxibustión. Ambos métodos se usan a lo largo de un tratamiento de acupuntura.

Debido a que las agujas son tan delgadas, no causan molestias durante el tratamiento, pero los pacientes pueden sentir un ligero hormigueo. Las agujas se dejan puestas durante veinte o treinta minutos, o se retiran de inmediato. La moxa se enciende en el punto o se mantiene cerca y se retira cuando el paciente siente que se quema. Este proceso se repite varias veces.

Los niños o adultos que temen a las agujas, reciben normalmente otro tipo de tratamiento. Esto incluye masajes, golpes ligeros o presión con una sonda redonda. También, reciben tratamientos de electro-acupuntura y láser, en los cuales se estimulan los puntos de acupuntura con una corriente eléctrica de baja frecuencia, aplicada directamente con una sonda o con rayos láser finos. La suave estimulación eléctrica también se aplica mediante agujas, y produce una sensación de hormigueo o cosquilleo.

La acupuntura es parte de un sistema de medicina que se ha practicado en China durante varios miles de años. En años recientes, su uso se ha popularizado en todo el mundo y se han investigado las causas y los modos de su eficacia. Se ha descubierto que la estimulación de los puntos de acupuntura induce al cerebro a liberar sustancias que funcionan como la morfina y alivian dolor, conocida como endorfinas. Esto explica por qué la acupuntura se ha usado con tanto éxito como anestésico alterno en cirugía.

La acupuntura se basa en el principio de que la salud depende del funcionamiento equilibrado de la energía que motiva al cuerpo, conocida como Chi; esta energía fluye a través del cuerpo, pero se concentra en canales bajo la piel. Estos canales se llaman meridianos y sobre ellos caen los puntos en donde los acupunturistas regulan el flujo de la energía y la salud corporal.

El tratamiento ayuda a restaurar la armonía entre las cualidades similares y opuestas del Chi, el *yang* y el *yin*.

La energía yang es agresiva, representa luz, calor, resequedad y contracción. La energía yin es receptiva, representa tranquilidad, oscuridad, frío, humedad e inflamación. Se cree que se experimenta en el cuerpo un dominio de la energía *yang* en forma de dolor agudo, dolor de cabeza, inflamación, espasmos y elevación de la presión sanguínea. Un exceso de *yin* se siente como una molestia ligera y dolores, frialdad, retención de fluidos, descargas y fatiga.

Los practicantes de la acupuntura pretenden descubrir la naturaleza de la falta de armonía en el cuerpo. Lo hacen a través de un interrogatorio minucioso y la observación: ellos examinan la lengua del paciente desde su estructura, color y textura, y sienten los pulsos para su calidad y resistencia. Una vez diagnosticada la causa del problema, el acupunturista selecciona los puntos y el método de tratamiento adecuado. Además de aliviar el dolor y sus efectos relajantes, la acupuntora ayuda a restaurar el balance del sistema de energía, con lo que permite que funcione mejor el mecanismo de auto-curación del cuerpo.

Algunos médicos practican la acupuntura en las cirugías. Otros pueden recomendar a un practicante especializado. Si usted no desea atenderse con su médico general, puede encontrar un practicante especializado a través de las sociedades profesionales. Debido a que el uso de agujas es parte del tratamiento, la gran interrogante es la hepatitis y el SIDA. Los integrantes de sociedades profesionales deben usar técnicas de esterilización de agujas aprobadas por la Secretaría de Salud. Estas se consideran eficaces contra los virus de la hepatitis y el SIDA. Muchos practicantes usan agujas desechables.

La técnica Alexander

Los pacientes con dolores de cabeza y migrañas por tensión, que les afectan el cuello y hombros, pueden interesarse en este método de auto-ayuda que implica enseñar a su cuerpo a obviar tales problemas. La técnica Alexander es una forma de deshacerse de los malos hábitos al sentarse, levantarse, caminar —de hecho cualquier modo al moverse o permanecer— y reemplazarlos con una mejor manera de usar su cuerpo. Esto también ayuda a aliviar los dolores por tensión en la espalda, cuello, hombros y muchos otros lugares del cuerpo.

La idea es que cuando el cuerpo funciona de modo adecuado, haya menos molestias e ineficiencia y conforme las diferentes partes del cuerpo adquieren mayor libertad se perciben mejoras en la respiración, en la circulación y en la digestión. Los maestros de la técnica dicen que conforme las personas aprenden a usar sus cuerpos de una forma más natural, se resuelven muchos problemas originados por la tensión. Si el modo en que se sienta, se levanta, camina o duerme le crea una innecesaria tensión muscular y mental, esto afecta en forma adversa su bienestar general. Al estar en tensión los músculos del cuello y los hombros provocan la sensación de un golpe en los músculos de la cara y la cabeza. Si partimos de que la migraña es, para algunos pacientes, demasiada tensión acumulada, vale la pena considera esta técnica.

Fue desarrollada por el actor australiano Frederick Matthias Alexander, quien encontró que, cuando actuaba, su voz enronquecía muy pronto. Como ningún tratamiento médico le ayudó, comenzó a estudiar el modo en que empleaba mal sus mecanismos vocales y su cuerpo en general. Poco a poco, aprendió a prevenir este mal uso y superó su molesta discapacidad.

Después de realizar más estudios se dio cuenta de que todas las actividades dependen de la eficiencia en una óptima relación de la cabeza, cuello y espalda. Si esto se logra, se alcanza una duradera armonía corporal. Si no es así, el sistema completo se desequilibra.

La cabeza debe dirigir al cuerpo, y no al revés. La cabeza debe equilibrarse en la parte superior de la columna vertebral mediante los pequeños músculos apropiados, y no sostenerse de los largos músculos externos del cuello. Cuanto estos músculos largos ocupan la función de los pequeños, acortan y limitan la espalda, al tiempo que ocurre un desequilibrio muscular en todo el cuerpo.

Por lo tanto, la técnica no consiste en enseñarle cómo sentarse o levantarse adecuadamente, sino en enseñarle cómo usar su cuerpo de un modo natural y benéfico. Aparentemente casi todos nosotros perdemos esta habilidad desde pequeños al imitar los malos hábitos de los mayores. Esto se agrava con las presiones de la vida diaria.

La solución es enseñar a las personas a comportarse de manera natural, llevándolas nuevamente hacia su postura congénita. El profesor guía con suavidad el cuerpo hacia el estado más natural, no hay manipulación vertebral o física dolorosa. La idea es ayudar al estudiante a encontrar el grado necesario de tensión muscular que requiere el cuerpo para soportar la fuerza de gravedad. Una de las consecuencias del dominio de esta técnica es que usted se levanta y camina derecho sin rigidez.

Una parte del curso consiste en enseñanza oral. El estudiante aprende a tener conciencia del modo en que hace un mal uso de su cuerpo y a proyectar mensajes sencillos del cerebro al cuerpo para ayudar a prevenir el malestar.

Aprender todo esto no es fácil y no dominará la técnica de la noche a la mañana. Las lecciones duran entre treinta y cuarenta minutos y puede ser que necesite veinte o treinta lecciones durante tres o cinco meses.

Aromaterapia

Se practica en muchos lugares en Francia y se ha abierto paso en Gran Bretaña para el tratamiento de padecimientos relacionados con la tensión, incluyendo la migraña. En lugar de medicamentos, esta terapia usa

183

aceites esenciales de plantas. Un aceite esencial es lo que da la fragancia a una flor o hierba. Es un líquido que se presenta en gotitas diminutas en las plantas. Cada aceite esencial tiene varias propiedades diferentes y el trabajo del aromaterapeuta es evaluar cuál aceite o mezcla de aceites tiene un efecto benéfico para una condición en particular. Por ejemplo algunos de los aceites esenciales pueden tener propiedades antibióticas poderosas, mientras que otros son eficaces en condiciones psicoterapéuticas, tales como el insomnio, la migraña y el dolor de cabeza, la depresión y el síndrome premenstrual.

Los aceites esenciales se usan en formas muy diversas. Se aplican como masaje en el cuerpo, o se usan en compresas, inhalaciones y vaporizaciones o incluso en el baño.

Con la migraña existe un problema de olfato. Si el olfato es un activador, ¿esta terapia no funciona? Los aromaterapeutas dicen que la migraña responde bien a este tratamiento pero, si le afecta oler, lo mejor es no iniciarlo cuando sepa que está por ocurrir un ataque.

Un aromaterapeuta especializado intenta solucionar con usted, si es posible, el origen oculto de la migraña. Por ejemplo, si se relaciona con la menstruación, el terapeuta buscará un aceite o una combinación de aceites para tratar la condición menstrual. Parece que el ligustro es un aceite muy bueno para la migraña menstrual. Si el fundamento de la migraña es digestiva, el terapeuta intentará corregir eso y, al hacerlo, aliviar la migraña. La migraña relacionada con la tensión responde bien al aceite de espliego. De hecho, casi todas los pacientes dicen que una inhalación de espliego al comienzo de un ataque puede eliminarlo en diez minutos. Sin embargo, es poco probable que funcione para todos. Las personas tienen afinidad a cierto olor u olores, de acuerdo con los aromaterapeutas, y ese sería el aceite esencial o formaría parte de una combinación de aceites.

Aunque se aplique la aromaterapia usted mismo, hay ventajas concretas al acudir con un aromaterapeuta, sobre todo por un padecimiento tan importante como la migraña. Además de que está capacitado para mezclar un cóctel de aceites específicamente benéfico para usted, puede darle algo que usted no puede hacer solo: un buen masaje. El masaje tiene muchos beneficios. Estimula la circulación de la sangre y los ganglios. Reduce la elevación de la presión sanguínea, estimula el sistema inmunológico y reduce la tensión muscular. El masaje también reduce la inflamación y el dolor de los músculos y articulaciones; muchos pacientes de aromaterapia coinciden en que ésta es la mejor parte del tratamiento, porque los tranquiliza y los revitaliza.

Por supuesto que acudir con un terapeuta es mucho más caro que aplicarse el tratamiento usted mismo y necesita continuar con la aromaterapia en casa. Tal vez lo mejor que puede hacer es acudir con un aromaterapeuta especializado para obtener una consulta minuciosa. De ese modo, obtendrá los aceites que necesite usar en casa, ya sea en crema, loción o inhalación. Después, podrá recibir un masaje cada vez que se lo permita su billetera.

Quiropráctico

La palabra "quiropráctico" tiene su origen de las palabras griegas *cheiro*, mano y *praktos*, usar; por lo tanto significa "hecho con las manos." En relación con la migraña, se cree que el endurecimiento de las articulaciones de la columna vertebral genera tensión en los músculos del cuello y después provoca dolores de cabeza y migraña.

Los quiroprácticos consideran al cuerpo como una máquina, en donde la columna vertebral es la parte más importante. Si se daña, tuerce o irrita, comienzan los problemas. Incluso un desplazamiento menor de la columna vertebral causa problemas. Durante un periodo de cinco años los quiroprácticos se capacitan para buscar tensión de los nervios o desplazamientos de las vértebras, con la ayuda de rayos X. Después de identificar tensión de los nervios, el especialista realiza un ajuste quiropráctico específico para corregir la condición y aliviar la tensión. Cuando esto se realiza, el cuerpo está listo para curarse por sí mismo y retomar su normalidad. Los quiroprácticos creen que esta liberación de la tensión de los nervios, sobre todo en la espalda o en el cuello, puede traer un alivio duradero para quienes padecen dolores de cabeza.

Corinne, de diez años, cuya historia aparece a continuación, se curó de su migraña con el quiropráctico. Si desea saber más de esta terapia y encontrar un quiropráctico, su médico puede ayudarlo, al igual que una asociación de quiroprácticos.

Corinne
(narrado por su madre)
Después de tener un poco de catarro en noviembre, a mi hija de diez años se le desarrolló una sinusitis, que parecía no responder a seis antibióticos diferentes. Entonces comenzó a padecer migraña severa, varias veces a la semana, a veces era tan fuerte que la paralizaba temporalmente. Después de emplear rayos X, los médicos nos dijeron que los senos nasales no estaban bloqueados y que no podían hacer nada, todo desaparecería con el tiempo. Crecería sin ello.

A mediados de febrero estábamos desesperados. Consultamos a un neurólogo particular, quien le tomó algunas placas cerebrales y le recetó pastillas de paracetamol. Prácticamente nos dijo lo mismo que otros médicos. Una vez que los senos nasales se corrigieran por sí mismos, todo estaría bien. Corinne había dejado la escuela durante todo este tiempo. Es probable que su preocupación por haber dejado la escuela contribuyera a que aumentaran las migrañas. Las pastillas no surtieron efecto. Desesperada, la llevé con una quiropráctica que me recomendó una amiga.

Parecía pensar que muchas cosas no estaban bien en su cuello y su espalda, y esto tal vez se relacionaba con una caída que tuvo justo antes del catarro. En esa época, mi hija se había quejado de rigidez en el cuello y en los hombros. Después, pareció que desaparecieron y no le tomamos mayor importancia.

Todos los médicos habían revisado su cuello y lo auscultaban superficialmente. Con la quiropráctica la revisión duró más tiempo. Reacomodó la espalda y el cuello de Corinne y aplicó lo que me parece que llaman "manipulación craneal." La primera vez que le ajustó el cuello nos dimos cuenta de la mejora. Corinne dijo que se sentía mucho mejor. Pronto me di cuenta de cómo se reanimaba. Pero al regresar, en el auto, tuvimos que detenernos. Corinne pensó que iba a vomitar. Comenzó a expulsar una gran cantidad de fluido nasal. Esto sucedió cada vez que regresábamos de su tratamiento, pero el tratamiento era bastante suave.

La quiropráctica dijo que, debido a que su cuello estuvo lastimado por un largo tiempo, tal vez no se quedaba donde debía. Así que regresamos cada semana. Corinne todavía tenía dolores de cabeza, pero inmediatamente después de ir con la quiropráctica y expulsar todos esos fluidos, parecía estar mucho mejor. Sin embargo, sólo parecía un alivio temporal. La quiropráctica nos informó que a Corinne le estaba creciendo un diente en ángulo recto, que casi sobresalía en el paladar. Nos dijo que, si se lo sacábamos, su cuello permanecería como debería estar y ella mejoraría en definitiva.

A Corinne le quitaron su diente, aunque el dentista no creyó que esa fuera la causa del problema. Esa noche, tuvo una migraña más fuerte. Se sentía tan mal

187

que gritó un largo rato. Creo que eso fue muy peculiar, porque cuando tenía migraña, siempre quería permanecer callada, en absoluto silencio y sin moverme. Pero ella sólo gritaba. Mi suegra estaba con nosotros y estaba muy tensa. Dijo que nunca había visto nada igual. Pasaron cuarenta y cinco minutos antes de que se calmara y después se durmió.

Temía que, al quitarle el diente, las cosas empeoraran, pero después de un par de semanas, estaba completamente aliviada. Desaparecieron todas las huellas del problema con los senos nasales y cesaron las migrañas. La quiropráctica nos dijo que el diente parecía deformar el paladar, el cual en realidad es la base del cráneo y que esto desajustaba todo.

Por lo tanto, las migrañas de Corinne eran una combinación de varias cosas, y debido al tiempo que habíamos esperado, no creí que desaparecieran solas. La quiropráctica nos contó de diferentes casos de dolores de cabeza en los que, de un modo u otro, los pacientes se habían curados por completo al atender lo que parecía una parte totalmente diferente del cuerpo. Parece que algunas lesiones aparentemente menores, como la de mi hija, pueden provocar todo tipo de problemas.

Espero que nuestra historia sea de ayuda para alguien más. Creo que el mensaje es "No pierda la esperanza" e intente cualquier cosa razonable.

Matricaria

La planta vivaz matricaria *(Tanacetum parthenium)* crece silvestre en Europa, pero también puede cultivarse. Alcanza una altura de entre 14 y 45 cm, y tiene hojas amarillo-verdosas con un fuerte olor y sabor amargo. Las flores parecen margaritas, tienen pétalos blancos y el centro amarillo. Hay también una doble variedad.

Para prevenir la migraña, se comen una hoja grande o tres pequeñas a diario. Esta cantidad se pica y se come en un emparedado; algunas personas le espolvorean azúcar para quitarle el sabor amargo. Una hoja pequeña mide alrededor de 3 por 3 cm.

Una investigación sobre la matricaria efectuada por la City of London Migraine Clinic, demostró que reducía la frecuencia o la gravedad de los ataques de migraña en aproximadamente 70% de las personas. Los pacientes que formaron parte de esta investigación tomaron matricaria durante algún tiempo y la toleraron sin problemas. Sin embargo, una encuesta de trescientos usuarios de la hierba encontró que 18% informó de efectos secundarios diversos, el más importante de los cuales fueron las úlceras bucales (11%). La matricaria en cualquier presentación puede provocar inflamación en la boca, la lengua y los labios.

No se sabe con absoluta certeza si es seguro o no tomar matricaria durante un periodo largo. Las mujeres embarazadas deben evitarla, ya que no se ha establecido si la planta causa algún efecto en el recién nacido. En el pasado esta hierba se usaba para ayudar a expulsar a los bebés muertos, y también se decía que provocaba abortos al ganado. No se ha hecho ninguna investigación sobre los efectos de la matricaria en niños pequeños, por lo que no debe administrarse a niños menores de doce años. También deben evitarla las madres que amamantan.

En farmacias y tiendas naturistas venden diferentes tipos de tabletas y cápsulas de matricaria. Algunas de ellas contienen en realidad grandes cantidades de hierba seca. Una hoja pequeña pesa aproximadamente 25mg al secarse, por lo que usted puede preparar una dosis adecuada, si toma en cuenta que la dosis más pequeña es segura.

Si desea cultivar sus propias plantas, puede conseguir las semillas con los vendedores de plantas. Sin embargo, si alguien le ofrece plantas de matricaria de su jardín, asegúrese de que sean realmente de matricaria. Para tener una buena reserva de hojas, deben crecer tres o más plantas. La matricaria crece en cualquier tipo de tierra, y lo hace mejor en un lugar medio sombreado. Una de las tres plantas debe florecer para obtener más semillas y tener nuevas plantas. Las otras dos le aportarán el suministro diaria de hojas. Para mantener la cantidad adecuada de hojas, quite los capítulos (las flores y sus coronas) de estas dos plantas para que no produzcan semillas. Debido a que es perpetua, la matricaria también crece en invierno. Es necesario protegerla un poco cuando el clima es muy frío. Si es necesario, puede sembrarla en una maceta y mantenerla dentro de su casa. Si desea llevar las hojas en sus vacaciones, puede cortarlas con anticipación y mantenerlas en agua, aunque no duran mucho tiempo.

Sin embargo, las semillas secas de la matricaria funcionan tan bien como las hojas frescas. Para obtener un mejor resultado, corte las hojas en un día soleado, antes de que se seque el rocío. Después de haberlas cortado, extiéndala en una sola capa en un lugar ventilado, donde no les dé directamente la luz del sol. Durante los primeros días, debe darles la vuelta para que sequen de modo uniforme y completo. Una vez secas, guarde las hojas, completas si es posible, en una lata o envase de vidrio con tapa.

La matricaria seca se come de la misma manera que las hojas frescas, pero no se recomienda tomarlas en infusión o té, ya que puede ser difícil controlar la fuerza de cada dosis, cuando se toma de este modo. Es posible comprar té de crisantemo, también conocido como matricaria seca pero, como es importado, no se garantiza que sea matricaria pura, por lo que tal vez sea mejor evitarlo.

April había padecido migrañas desde los dieciséis años. Las tuvo durante sus embarazos y una histerectomía no cambió la situación. Sufría migraña leve un par de veces a la semana, pero podía enfrentarla. Sin embargo, los ataques más fuertes, llegaban cada dos meses, duraban tres días y, en ese periodo, se ponía muy mal. Las tabletas contra las náuseas no le ayudaban, los supositorios de Cafergot funcionaban algunas veces, pero no siempre. Comenzó a tratarse con Migraleve, y ahora con matricaria.

April

Uno de los peores ataques que he tenido fue el día de la boda de mi hija. Fue una época muy difícil en nuestras vidas. Mi esposo había perdido su trabajo y después de haber probado varios empleos, en ninguno había funcionado. Decidimos mudarnos e iniciamos un negocio. El día que nos mudamos supe que no era lo más recomendable.

Llegó el día de la boda de mi hija y la noche anterior ofrecí la fiesta. No bebí en exceso, porque no puedes hacerlo con la migraña. Sabes perfectamente bien que si tomas más de un par de copas vas a tener migraña. La siguiente mañana llegó y no podía creerlo, me sentía absolutamente fatal. Tenía náuseas. A la una y media en cama con muchas náuseas y mi hija se casaba a las dos y media.

Usé los supositorios de Cafergot y esa vez necesité tres de ellos. Mi esposo me ayudó a vestirme. Tenía un vestido fantástico. Me subí al auto y nos fuimos a la iglesia. Todo era incierto, pensé: "Oh, Dios mío, espero no sentir náuseas." Pero estuve bien. Me controlé. Después asistimos a la recepción, que estaba a trece kilómetros, y a medio camino en el taxi, tuvimos que detenernos y vomité.

Cuando llegamos a la recepción, la entrada era sopa de verduras o melón. Fue el olor de la sopa de verduras la que lo provocó. Me recosté en una habitación y me perdí la comida de la boda. Fue terrible, espantoso. Mi hija dijo: "Tuve una linda boda" y yo dije: "¿Linda? ¡Fue horrible para mí!"

Leí acerca de la matricaria en una revista de mi hija. Pensé: "La probaré, en presentación de píldoras." Las tomé durante tres meses y me di cuenta de que realmente me ayudaron. Comencé a notar la diferencia después de transcurridos los tres meses. Me las tomaba cada mañana y he seguido tomándolas durante un año. Todavía tengo migrañas, pero puedo controlarlas mejor. Tengo menos náuseas. No es tan malo como antes y ahora puedo seguir adelante sin problemas. Eso hace la diferencia.

Homeopatía

La palabra *homeo* viene del griego y significa "similar." La homeopatía es la práctica de un tratamiento similar a la enfermedad. No parece extraordinario al considerar la teoría del "pelo del perro," las vacunas y las inoculaciones, donde se administra una ínfima parte del agente que no le agradaría tener.

El médico Samuel Hahnemann desarrolló la homeopatía en el siglo XVIII. Creía que la medicina tradicional tenía grandes deficiencias y que el ser humano era capaz de curarse por sí mismo. Suponía que los síntomas del padecimiento eran el reflejo de la lucha de una persona por superar las fuerzas dañinas; el trabajo del médico consistía en descubrir y, de ser posible, eliminar lo que originaba el problema y estimular la fuerza curativa vital de la naturaleza. El Dr. Hahnemann y sus seguidores realizaron experimentos en ellos mismos. Durante periodos prolongados tomaron pequeñas dosis de sustancias tóxicas o medicinales, revisando cuidadosamente los síntomas que les producían (llamaban comprobaciones a estos experimentos). Los pacientes que padecían síntomas similares eran tratados con estas sustancias, con buenos resultados. El siguiente paso era establecer la dosis mínima eficaz, para evitar reacciones secundarias. Para su asombro, Hahnemann encontró que, al usar un método especial de dilución, entre más se diluía el remedio similar, más activo se volvía. Él llamó a este método potenciación. Sin embargo, esta paradoja —entre menos sustancia, mayor el efecto— no era aceptada del todo por los científicos de esa época. Hahnemann y sus seguidores fueron ridiculizados.

Ahora, la homeopatía es más respetada y se usa en todas partes como un tratamiento médico que informa de buenos resultados en pacientes con migraña. Los principios todavía son los que estableció Hahnemann: se atiende al paciente, no al padecimiento. Por lo tanto, la intención del médico debe ser obtener una imagen multidimensional del paciente. Con los síntomas de la enfermedad y el historial médico, el médico determina la personalidad del paciente. ¿Es temperamental o exagerado, artístico, musical o con disposición para las cosas técnicas? ¿Le gusta el mar o las montañas? ¿Es feliz o está en un ambiente ligero o tenso? ¿Cómo es su complexión? ¿Es moreno o rubio, gordo o flaco? Las respuestas a estas preguntas ayudan al médico a encontrar el remedio adecuado para cada persona. Por lo tanto, si su experiencia con la homeopatía se ha limitado a comprar un frasco que dice "recomendado para la migraña" en la farmacia, puede darse cuenta por qué no le ha funcionado. Los remedios del aparador pueden funcionar para algunas personas, pero si desea probar con seriedad la homeopatía, será mejor que consulte a un médico homeópata.

En lo que se refiere a los remedios, se preparan con extractos de animales, verduras y minerales. Se diluyen, mediante el proceso de potenciación que descubrió Hahnemann, para que el paciente reciba una dosis infinitesimal del remedio que, de modo paradójico, alcanza un efecto máximo.

Alguna asociación de homeópatas en su localidad puede brindarle mayor información acerca de este trata-

miento y debe tener un registro de los médicos practicantes. Algunos médicos generales la practican en sus
cirugías y existen hospitales que incluyen la homeopatía
como parte del Sistema Nacional de Salud.

Hipnosis

Este tipo de terapia es muy adecuada para la migraña,
afirman quienes la practican. El propósito básico es activar los sentidos del paciente desde la conciencia externa
hacia la interna, de modo que puedan mirar el mundo
dentro de su cabeza. Suena complicado, pero parece que
hay muchas técnicas para desarrollarla y no toma mucho
tiempo.

Aunque los hipnoterapeutas no busquen curar la migraña de sus pacientes, dicen que muchos se han logrado
curar de manera permanente y casi todos mejoran en
cierto grado. Stephen Brooks, un coordinador de enseñanza de la British Hypnosis Research (una respetada asociación de practicantes especializados), explica el proceso:

Antes que nada, debemos identificar si es un problema
orgánico o si se relaciona con la tensión. Si es esto último, es
más fácil ayudar con hipnosis y psicoterapia. De modo que
intentamos averiguar qué lo provoca, en lugar de eliminar
los síntomas. Esto implica analizar el estilo de vida del
paciente, lo que le provoca la tensión, las situaciones trau-
máticas de su vida y cosas por el estilo.

Si descubrimos que hay algunas áreas relacionadas con la
tensión, primero intentamos cambiar eso. Esto se consigue
al hacerlos ir más despacio en diferentes áreas de su vida o
cambiar su situación. Pero es importante tomar en cuenta
con los problemas relacionados con la tensión que, a menudo, se deben a que el paciente no los ha podido resolver por
sí mismo. No es suficiente decirles qué tienen que hacer.

Tienen que interiorizar y trabajar de modo psicoterapéutico con ellos. Puede ser una combinación de preguntarles cosas en un nivel consciente y también indagar a nivel subconsciente, porque las personas saben de algunas situaciones, pero no tienen conciencia de saberlo.

Después de obtener la historia del paciente para identificar las áreas que pueden provocar el problema, si no encontramos nada que lo provoque, intentamos enseñarle al paciente un tipo de auto-hipnosis. De este modo, podrá controlar el problema por sí mismo, cuando sufra un ataque o, lo cual sería ideal, cuando no esté presente, como un modo de prevenir que ocurra.

Una técnica es la visualización. Hay diferentes formas de enseñarla, pero este es un ejemplo explicado por Stephen Brooks:

Puedes hacer que alguien baje mentalmente a algún lugar cómodo y relajante; un lugar muy confiable y seguro. O puedes llevarlos a un lugar muy especial con el que estén familiarizados, como un destino de vacaciones que los haga sentir muy bien: un lugar donde suelen estar sin ningún problema, de modo que sean unas vacaciones mentales para ellos. Esto es sólo un medio de relajamiento, para después analizar el aspecto psicológico del problema. Casi todas las personas pueden imaginar dónde están el dolor y el sufrimiento, del mismo modo en que las personas abordan al cáncer, usted en realidad imagina la parte de su interior que está lesionada o que le duele y usa su imaginación como un medio de reducir la severidad.

Por ejemplo, si el dolor es punzante y parece penetrante, puede visualmente rodearlo con algunas almohadas suaves. Asimismo, si la punzada no es continua, podríamos intentar distorsionar el tiempo. Por ejemplo, suponga que mira una película que dura dos horas. Si la película es interesante, las dos horas se le harán muy cortas. Si es aburrida, el mismo tiempo le parecerá muy largo. Su percepción del tiempo puede cambiar. Con la hipnosis podemos inducir una distorsión del tiempo, de modo que por ejemplo, un ataque de migraña que dura cuatro horas parezca que duró media hora. Además de eso, si el dolor va y viene, podemos hacer que los periodos de tranquilidad duren más y que los periodos de dolor sean más breves.

El modo en que trabajan nuestros practicantes es que les enseñamos a hacer lo que llamamos "terapia breve." No pasan meses y años con los pacientes en terapia. Se pone énfasis en darle al paciente las aptitudes o los elementos que pueda aplicar por sí mismo para que no llegue a hacerse dependiente. Esa es una parte muy importante de lo que enseñamos. El tiempo que dura en tratamiento depende de la severidad del problema, del origen del problema y de la disposición del paciente a practicar lo que le enseñaron. En promedio, puede ser desde una sesión hasta una docena, como máximo. Si alguien requiere una docena de sesiones, normalmente significa que su vida es muy compleja en otras áreas, y hay que indagar mucho en sus relaciones y cosas por el estilo.

Si le interesa probar la hipnoterapia, es muy importante consultar a un practicante calificado y especializado. Una asociación de su localidad le puede recomendar algunos hipnoterapeutas calificados y también se imparten cursos breves sobre este método.

Osteopatía

Es la ciencia de la mecánica humana. La osteopatía se relaciona con la estructura del cuerpo (el sistema músculo-esquelético) y cómo funciona. El sistema músculo-esquelético es el sistema más grande del cuerpo, lo forman principalmente huesos, articulaciones, músculos, ligamentos y tejido conjuntivo. Es el que usa la mayor cantidad de energía del cuerpo y también el que produce más desechos.

El trabajo del osteólogo es diagnosticar y tratar las imperfecciones que haya en la estructura del cuerpo. Puede originarse por una lesión, tensión o cualquier otra causa y su trabajo es asegurarse de que funcione con la mayor eficiencia posible. Aunque el dolor de espalda es el padecimiento más atendido por los osteólogos, hay muchas otras afecciones que afectan el funcionamiento del cuerpo y que se incluyen en el campo de la osteopatía. Pueden tratarse los dolores de cabeza y la tensión del cuello y hombros, al igual que esguinces en las articulaciones.

Durante la primera consulta con un osteólogo calificado, averiguará cómo comenzaron los síntomas y los factores que los afectan. Elaborará una historia médica y anotará el tratamiento que inicie. También puede solicitarle rayos x, pruebas de sangre o análisis de orina. El osteólogo valorará la postura y la estructura del paciente y realizará una evaluación detallada mediante la palpación. Detectará el alcance y la calidad del movimiento de las articulaciones para observar si es limitado o excesivo. Examinará la condición de los tejidos blandos, los músculos, los ligamentos y los tejidos conjuntivos para observar si están normales o bajo tensión.

Se pueden usar diferentes métodos para el tratamiento, que van desde un tipo de masaje para el tejido blando y ligeros estiramientos repetitivos para mejorar la movilidad de las articulaciones, hasta la técnica de empujón a gran velocidad que haga tronar la articulación. A menudo se usan técnicas de alivio, en particular cuando se trata de pacientes muy jóvenes o mayores. El tratamiento incluye consejos sobre la postura, la dieta, el estilo de vida o la tensión, ya que alguno de ellos pudo haber contribuido al problema.

Debe buscar un osteólogo especializado y calificado.

Su médico puede recomendarle uno. Si no, busque a un osteólogo acreditado en la Sección Amarilla o en algún otro directorio disponible en una biblioteca pública.

Paula es una joven madre trabajadora con un bebé pequeño. Ha padecido migraña realmente fuerte durante varios años. Pero es optimista y cree haber tomado el camino adecuado para tratarla.

Paula

Tengo un dolor de cabeza punzante detrás de mis ojos. Está ahí todo el tiempo. Algunas veces tengo lo que se llama un bloqueo. Me siento ligeramente mareada y con náuseas y el dolor es muy fuerte. Cuando no es tan severo puedo dormir. Cuando es realmente fuerte no puedo. Esto me ha sucedido durante siete u ocho años. Me deprimo. Me debilita un poco. Cuando comenzó no fui al médico por un tiempo, porque creía que era un dolor de cabeza normal y no le di mucha importancia.

Consulté a un neurólogo y especialista en salud mental, quien me informó que no entendía qué era lo que no funcionaba bien. Lo vi durante dos años. Me sometía a terapia para la tensión con él. Entonces no creía que fuera tensión y aún no creo que lo sea. Tuve migrañas durante mi embarazo.

La peor parte fue la etapa donde nadie parecía ayudar. El médico me sugirió ver a un acupunturista, quien era amigo suyo. Me ayudó por un momento, pero no era duradero. Ahora trabajando junto con el osteólogo, el acupunturista relaja los músculos y el osteólogo hace el resto del trabajo. He consultado al acupunturista desde hace tanto tiempo que ahora me trata en forma gratuita.

El osteólogo dijo que trató a otra señora con migraña. Comenzó cuando ella intentó ponerse hielo. Él atendió su espalda y su migraña desapareció por completo. El hecho es que yo también usé hielo cuando

198

tenía dieciséis o diecisiete años y más o menos en esa época comenzaron las migrañas. Al haber hecho lo mismo, pude haberme lastimado. El osteólogo dijo que parecía como si alguien hubiera golpeado un lado de mi cráneo con una pelota de criquet. Todos los músculos debajo de un lado estaban dañados.

Fui a verlo hoy, y aunque suene gracioso, drenó fluido de mi cerebro. Tuve que recostarme, él detenía mi cabeza y presionaba mi cuello hasta que drenó todo el fluido. Tuve que quedarme quieta y relajarme durante diez minutos. Presionó una vértebra en la base de la columna. Sentí cómo burbujeaba el fluido al bajar. Me siento mucho mejor ahora. Mientras estuve recostada sentí como si flotara. Ahora es un dolor imperceptible. Y las cosas están cambiando. Creo que mejoraré.

Reflexología

Es un proceso basado en aplicar presión en determinados puntos de los pies. Cada zona del pie se relaciona con diferentes partes del cuerpo; con los miembros y los órganos internos. Se cree que al aplicar presión en las plantas de los pies pueden curarse los padecimientos relacionados con la tensión, como la migraña. Se cree que esto sucede al activar las endorfinas —químicos del cerebro parecidos a la morfina—. Asimismo, si el paciente siente dolor cuando el terapeuta aplica masaje en una determinada zona del pie, se descubren problemas en las partes correlativas del cuerpo. Es un tratamiento muy relajante y tranquilizador, y por supuesto también tiene efectos terapéuticos.

Terapia de relajación

Una y otra vez, las víctimas describen los sentimientos de ansiedad o pánico que experimentan cuando saben que un ataque de migraña importante está en camino. Este sentimiento de condena inminente o incluso de horror puede agravar el ataque, hacerlo más intenso o que dure más tiempo. Además, el temor de un ataque puede precipitar uno. Lo último que podía desear April en la boda de su hija era una migraña (consulte la pág. 192); sin embargo, tuvo "uno de los peores ataques de toda su vida". Los demás no padecemos una migraña el día que más tememos tenerla, pero la tendremos por la madre y el padre de los ataques del día anterior, cuando la tensión se vuelve excesiva. Si pudiéramos invertir el procedimiento y en lugar de activar el inicio de un ataque, bajar el ritmo y relajarnos, controlaríamos el ataque y —quién sabe— tal vez nos alejaríamos por completo de él. La fallecida Jane Madders fue pionera en técnicas de relajación que impartía a quienes padecían migraña en la Birmingham Migraine Clinic y en el National Childbirth Trust. Como fisioterapeuta y profesora especializada en educación física, también fue fundadora de la asociación Relaxation for Living, una entidad de beneficencia con lazos de amistad con la Migraine Action Association.

Los métodos de Jane implican una forma sencilla de control muscular, aprendida como una habilidad física y aplicada después a situaciones de la vida diaria. Explicaba:

Conlleva reconocer la tensión muscular innecesaria e inadecuada y cómo aliviarla, después hay que aplicarlo en las situaciones cotidianas. Existe evidencia de que, cuando usted está relajado comienza a sentirse tranquilo y descansado; y su cuerpo recibe el mensaje que no necesita estar preparado para luchar y la agitación se desvanece.

Para relajarse, primero debe tener la noción de la tensión. Cada sesión requiere de un arduo trabajo. Jane afirmaba:

> Sus hombros pueden estar rígidos, de modo que los músculos puedan sufrir unos espasmos parecidos a calambres que provocan los puntos adoloridos, tan familiares para las personas con tensión. Sus dientes pueden apretarse y provocar una saliente del músculo temporal endurecido en la sien, sus músculos abdominales pueden estar tan rígidos que le duele el estómago al hacer esfuerzo. Su frente puede estar ceñuda, sus manos tensas. Todo esto gasta tanta energía como si hiciera un arduo trabajo. En esta continua tensión, que puede durar todo el día, es mínima la oportunidad de liberar los molestos desechos de la presión a través de la sangre, porque el movimiento es rítmico. Es evidente que está cansado al final del día y tiene dolor muscular, sobre todo en el cuello y los hombros.

Las técnicas de Jane, las cuales se enseñan en Relaxation for Living, requieren aprender a reconocer los músculos en tensión y cómo relajarlos. Los calificados profesores de Relaxation for Living imparten clases en grupo en muchas ciudades. Las clases duran dos horas cada una y usted aprende una serie de ejercicios sencillos que debe practicar en casa, y también camino al trabajo; por ejemplo, sentado al volante en un embotellamiento. La idea es adaptar estas técnicas a su vida diaria. El curso incluye el empleo de las técnicas de relajación en situaciones particulares, como la migraña y el insomnio.

Además de los ejercicios prácticos, el curso incluye la teoría del manejo de la tensión y la lección termina con un debate. Las clases no son caras. Relaxation for Living también ofrece cursos por correspondencia, cintas y publicaciones sobre el tema.

Medicina tradicional china

Es muy diferente del concepto de la medicina tradicional de Occidente. La medicina china no sólo atiende los síntomas del padecimiento, sino también toma en cuenta la edad, las costumbres y los aspectos físicos y emocionales de la persona. Pretende obtener una imagen del paciente, para examinar cualquier patrón de desorden que haya surgido. La medicina china cree que la salud es un estado de armonía absoluta entre los aspectos físicos, emocionales y espirituales del individuo. Por otro lado, la enfermedad es un desorden que se manifiesta con ciertos síntomas. Los síntomas por sí mismos no son tan importantes, simplemente son parte de la armonía o la falta de ella que forman a una persona.

El médico chino observa la postura del paciente, la forma en que se mueve, su complexión, el brillo de sus ojos, etcétera. Pero lo más importante del diagnóstico es el estado de la lengua del paciente. La teoría consiste en que la lengua se conecta a todos los meridianos, canales y órganos del cuerpo, por lo que la calidad de su cubierta, color, tamaño, forma y movimiento, se relacionan en el estado interno de los órganos.

Se toma nota de la calidad de la voz del paciente y su forma de hablar, porque son olores corporales. Por supuesto, le piden al paciente que describa sus síntomas, y le hacen preguntas relacionadas con su urinación, funciones bocales, patrones de sueño, si tiene frío, calor, sed inusual, sabor extraño de boca y demás, de un modo muy parecido a la medicina de Occidente. Se toma el pulso en los latidos de la arteria radial; su intensidad, ritmo y calidad indican el equilibrio de la energía y el estado del padecimiento. Cuando se tiene el diagnóstico, el médico receta hierbas, acupuntura, masaje o meditación, o tal vez una combinación.

La medicina china ha demostrado su eficacia en el tratamiento del eczema en niños y adultos. Los médicos del

Great Ormond Street Hospital for Sick Children observaron una sorprendente recuperación en casos graves de eczema que no habían podido tratar. En la actualidad, en los hospitales británicos investigan la medicina tradicional china por su eficiencia en el tratamiento del asma, la psoriasis y la migraña.

Meditación trascendental

Muchas personas —incluyendo seiscientos médicos en Gran Bretaña— practican la meditación para controlar la tensión y, al hacerlo, estimular la energía y la buena salud. Hay muchas técnicas diferentes que puede aprender, una de las más sencillas y accesibles es la meditación trascendental, que hicieron famosa los Beatles hace algunos años. Desde entonces, se han efectuado numerosas investigaciones sobre la meditación trascendental, y parece que muchas afirmaciones de su inventor, el Maharishi Mahesh Yogi y sus seguidores, no son infundadas. Una importante empresa aseguradora de Holanda ofrece 30 por ciento de descuento en las pólizas de seguro de vida para quienes practican la meditación trascendental.

La técnica no es difícil de dominar. En una sesión personal, se enseñan un sonido o frase especial, llamado mantra. Usted cierra sus ojos, libera sus pensamientos y se concentra en el mantra. Esto le ayuda a liberarse de todas las ideas confusas que cruzan por su mente. Después, usted se aleja del mantra y desarrolla un profundo sentimiento de tranquilidad e inmensa calma. Las sesiones de meditación duran entre quince y veinte minutos, pero el sentimiento de paz permanece con usted, puede durar todo el día. Si comienza a meditar con regularidad —se supone que debe hacerlo dos veces al día— este profundo sentimiento de tranquilidad aumenta de manera constante y se agudiza. Es tan simple como eso.

Para los padecimientos relacionados con la tensión, como la migraña, la meditación tiene un lugar muy especial. Las investigaciones han demostrado que mientras duerme se activan los poderes regenerativos del cuerpo, el estado más profundo de relajación mental alcanzado durante la meditación permite que la recuperación se efectúe de manera más eficiente. También ayuda a eliminar la tensión acumulado y los padecimientos que provoca.

Aprender la técnica no es barato, pero es un pago único que dura toda la vida —las consultas subsecuentes, en caso de requerirlas, son gratuitas—. Es un curso de siete etapas que puede aprender en una semana.

Yoga

No una terapia, sino un estilo de vida, el yoga es un sistema de desarrollo mental, físico y espiritual que surgió en la India hace unos trescientos años. Puede practicarse a cualquier edad.

En lo que se refiere a quienes padecen migraña, realmente les ayuda a hacer funcionar el cuerpo del modo correcto y aprender a relajar la mente y el cuerpo. Después de un tiempo, el sentimiento de relajación permanece y, al salir del salón o cuando termine la práctica de su sesión, le ayuda a dormir toda la noche. Pero antes debe aprender y practicar.

El British Wheel of Yoga declara:

> Al estar en reposo, los músculos reciben constantes mensajes del sistema nervioso, y se mantienen en un estado permanente de ligera contracción. Este "tono" muscular mantiene unido al cuerpo y permite que se mueva. El "tono" varía si estamos despiertos o dormidos. Algunos músculos son más controlables que otros y el estado emocional también afecta su tono. En cada pensamiento o cambio emocional se altera el nivel de tensión muscular, pero quienes

viven en un constante estado de ansiedad tendrán un elevado nivel de tensión muscular, al estar todo el tiempo estirados como un tambor.

La relajación es más mental que física. Para mantener un nivel de tensión equilibrado debe existir armonía entre el cuerpo y la mente. Nuestros pensamientos reflejan nuestro estado físico y viceversa. La clave para este estado de armonía, de acuerdo a las enseñanzas del yoga, es la respiración. Cuando aumentan la ansiedad y la tensión muscular, la respiración es breve y se concentra en la parte superior del pecho. Cuando disminuye la energía, sobre todo después de un malestar o una depresión prolongados, la respiración se concentra en el diafragma y rara vez llega a la parte superior del pecho.

Al cambiar el modo en que respiramos y al aprender a usar por completo los pulmones, podemos modificar el modo en que nos sentimos y aumentan los recursos de energía conforme la presión sanguínea recibe una mayor cantidad de oxígeno y se fortalecen el corazón y los pulmones. Los estudiantes que aprenden a relajarse del modo adecuado, a menudo mencionan una sensación acrecentada de bienestar y vitalidad.

Durante una clase de yoga comienza a aprender una serie de ejercicios de estiramiento que le permiten a su cuerpo ser más flexible. En el yoga, se pone mucho énfasis en el desarrollo individual. No importa el hecho de que otra persona en la clase pueda mantenerse cómodo en la posición de ocho. Algunos profesores de yoga solicitan a sus estudiantes mantener los ojos cerrados mientras hacen las asanas (posturas de yoga), para aumentar la concentración y para que usted se lleve a casa la naturaleza no competitiva del ejercicio. También aprende técnicas de respiración. Casi invariablemente las clases terminan en un periodo de relajación, cuando los estudiantes han aprendido a dirigir sus mentes hacia diferentes partes del cuerpo y cómo relajarlas. Se concluye con diez minutos de relajación profunda.

Por supuesto, la meditación es una parte muy importante de la enseñanza del yoga. Se usan diferentes métodos para calmar o concentrar la mente hasta alcanzar un profundo silencio. La meditación puede incluir el uso de un objeto visual (la técnica de la "visión") o del sonido como en una mantra, el cual forma parte de la meditación trascendental. Otro tipo de meditación con yoga emplea la técnica de la concentración en la respiración.

Si le interesa dedicarse al yoga, debe estar seguro de asistir a una clase impartida por un profesor especializado. Casi todas las posturas requieren de cierto aprendizaje y es importante aprenderlas del modo correcto —no puede estar seguro de esto con un libro o video, aunque puede servirle de ayuda una vez que ha ingresado a un centro de yoga—. Normalmente las clases en grupo no son costosas y son muy útiles en el aspecto social.

Capítulo XIV
SUGERENCIAS Y ACTIVADORES DE LA MIGRAÑA, DE LA A A LA Z

En los más de treinta años desde la fundación de la Migraine Action Association, hemos recibido miles de cartas y llamadas telefónicas de víctimas. Junto con las peticiones de ayuda, hemos recibido sugerencias e información acerca de modos de enfrentar la migraña. Este es un compendio del tipo de información que no siempre obtiene de los médicos, sino que se transmite de un paciente a otro. Se incluyen varios activadores que todavía no se mencionan, al igual que notas de algunas de las reglas básicas para mantener a raya la migraña.

Actuar con presteza

Una reacción rápida cuando sabe que se acerca una migraña puede evitar que se desarrolle un ataque completo. En esta etapa, a algunos pacientes les funcionan los analgésicos junto con metoclopramida. A otros les sirven los métodos sin medicamentos: beber de dos a tres vasos con agua, ingerir pastillas de glucosa y, por supuesto, comer. Una persona tiene una fe absoluta en las rebanadas de pan. Otras dicen que beben el café que evitan en otras ocasiones; algunas recomiendan un café muy cargado. Una señora toma una ducha caliente.

Sin embargo, muchos recibimos falsas alarmas y lo último que queremos es tragar pastillas sólo para comprobar si es un ataque genuino. El mejor modo de manejar esta situación es conocer a fondo el patrón de su migraña. Anote todo lo que siente o experimenta justo antes de la amenaza de un ataque. Puede ocurrir ciertas sensaciones o cambios en el cuerpo antes de un ataque real y no antes de una falsa alarma.

Una vez que puede diferenciar entre un ataque real y sólo una amenaza (o uno significativo en comparación con uno secundario) puede actuar con rapidez mientras su estómago todavía funciona. Recuerde que, incluso si al principio no siente náuseas, durante un ataque la absorción del estómago se vuelve lenta, de modo que tome cualquier antiemético que le hayan recetado. A algunas personas les funcionan mejor las pastillas solubles o efervescentes, porque se absorben más fácil.

Alcohol

Puede ser un activador para algunas víctimas, aunque casi todas las personas toleran ciertas bebidas alcohólicas y otras no. El vino tinto, el oporto, el brandy y el jerez se cuentan entre los más culpables. Las mujeres que padecen migraña menstrual tal vez puedan beber lo que quieran justo después de su periodo, pero son mucho más sensibles antes.

Alergias y sensibilidades

La función de las alergias es controversial. Existe mucha evidencia circunstancial para apoyar la idea que algunos alimentos o sustancias químicas provocan migraña, pero muy poca evidencia de laboratorio. En muchas personas, ciertos alimentos u olores pueden provocar un ataque, pero se duda que esto sea en verdad una reacción alérgica. Los alimentos que se mencionan con más frecuencia son:

- Queso
- Cacao o chocolate caliente
- Frutas cítricas
- Alcohol
- Alimentos fritos
- Café
- Té
- Carne de puerco
- Cebollas
- Mariscos

Si cree que los alimentos pueden ser uno de sus activadores, lleve un registro cuidadoso de todo lo que come (recuerde que los paquetes o las latas de comida pueden contener algunos de sus posibles activadores). Revise lo que comió 36 horas antes de una migraña; después de varios ataques, esto podría darle una idea de las causas posibles. También puede eliminar por completo ciertos alimentos por un tiempo, mientras ve si los ataques se vuelven más esporádicos.

Aspirina

A algunas víctimas, tomar media aspirina soluble al día les ayuda a evitar ataques. También se han probado con éxito dosis de 300 mg en días alternos. Pero no se embarque en este tipo de tratamiento sin consultar primero con su médico. Para más información sobre la aspirina, consulte el capítulo XI.

Prepárese

Tenga siempre con usted la medicina que acostumbra, para que el dolor no lo tome desprevenido. Compruebe que tiene medicinas a la mano cuando vaya a salir todo el día, el fin de semana o de vacaciones. No salga de casa sin ellas.

Nivel de azúcar en la sangre

Algunas víctimas han descubierto que andar sin comer les provoca ataques de migraña. Esto se relaciona con la reducción de los niveles de azúcar en la sangre. Es probable que las mujeres con migraña relacionada con la menstruación sean sensibles a los bajos niveles de azúcar en la sangre durante los días anteriores a su periodo. Normalmente, los pacientes no deben pasar más de cinco horas sin comer. En los días previos a la menstruación, reduzca esto a no más de tres horas. Las raciones pequeñas y frecuentes son mejores que las grandes e irregulares. Si no sabe cuándo va a comer, tome un bocadillo; pero no un chocolate o un dulce, porque esto provoca un aumento temporal en el nivel de azúcar en la sangre, seguido por una rápida disminución conforme el cuerpo produce insulina para manejar el azúcar.

Si usted está a dieta, considere alimentarse estilo Weight Watchers, lo cual significa mucha fruta fresca, verduras y ensaladas, al igual que galletas secas, arroz y pasta; esto tiende a regularizar el nivel de azúcar en la sangre. Siempre desayune, y, si su migraña viene después de que se levanta tarde, es posible que haya pasado sin comer más tiempo de lo normal. Coma algo a su hora normal y regrese a la cama o tenga un bocadillo junto a su cama. Si va de viaje o sale todo el día, vale la pena llevar consigo un bocadillo, en caso de que no obtenga alimentos con facilidad.

Desayuno

No se lo salte. Ingiera carbohidratos y algunas proteínas. Por ejemplo, el cereal con leche es bueno. Si su hijo sufre de migraña, el desayuno es indispensable (consulte el capítulo VIII).

Cafeína

Los ataques de algunas víctimas son menos frecuentes o severos si evitan la cafeína, que normalmente está en el café, el té, el chocolate y las bebidas de cola. Esta sustancia forma parte de muchas plantas en su estado natural. Funciona como un estimulante del sistema nervioso central. No hay evidencia que sugiera que un consumo moderado dañe a un adulto sano, pero la tolerancia a la cafeína varía de acuerdo con la salud de cada persona. En general se reconoce que son excesivos más de 600 mg al día. A algunas personas, como las mujeres embarazadas, las madres que amamantan y algunos pacientes de migraña, se les recomienda por razones médicas reducir su consumo de cafeína.

Este es el contenido de cafeína de algunas bebidas:

	Cantidad (ml)	Contenido promedio de cafeína (ml)
Café concentrado	140	85
Café instantáneo	140	70
Hojas o bolsa de té	140	40
Chocolate	140	4
Coca-Cola	340	45
Pepsi-Cola	340	38
Bebidas de cola	170	18

Intente reducir su consumo o eliminarlo por completo por un tiempo. Una paciente adicta al café encontró que podía beberlo siempre y cuando no tomara más de tres marcas diferentes en un período de 24 horas (debido a que su trabajo consistía en visitar a diferentes personas que le ofrecían marcas distintas durante el día). Ahora lleva su propia jarra de café de un lugar a otro. Existen café y té descafeinados, pero a algunas personas incluso éstos les provocan ataques. Si la cafeína es un activador para usted, recuerde que también forma parte de algunos analgésicos y que es un ingrediente del Cafergot, por lo que tal vez necesite cambiar a otro medicamento.

Dolores de cabeza por retiro de la cafeína

En la Princess Margaret Migraine Clinic se tomaron historias clínicas de las costumbres diarias de 120 víctimas de migraña durante el fin de semana. Se encontró que las causas principales fueron levantarse más tarde el sábado o el domingo, junto con un cambio en la costumbre de beber café. Por sí solo, levantarse tarde no activaba un ataque; el café era el factor decisivo. Las personas que beben grandes cantidades de café durante la semana pueden experimentar dolores de cabeza por el retiro de la cafeína el fin de semana. Quienes padecen dolores de cabeza severos después de una anestesia general podrían sufrir los mismos síntomas.

Una teoría médica, de acuerdo con la Diamond Headache Clinic, es que, como la cafeína constriñe los vasos sanguíneos, el consumo continuo puede hacer que se adapten a un estado semi constreñido. El retiro repentino de la cafeína provoca que los vasos se dilaten, lo cual produce dolor de cabeza. Asimismo, como la cafeína es un estimulante, cuando usted la reduce o la elimina, puede experimentar sentimientos de "decepción."

Queso

Se cree que el queso desencadena ataques en algunas víctimas. Se sospecha que el efecto indeseable se debe a un químico llamado tiramina, presente en casi todos los quesos y que el cuerpo produce. La tiramina forma parte de un grupo de compuestos químicos llamados aminas, las cuales son importantes en el funcionamiento del cerebro y la circulación de la sangre; se sabe que es una amina vasoactiva, porque afecta directamente los vasos sanguíneos. Se considera que provoca cambios circulatorios y hormonales en los cuerpos de las personas susceptibles. Los quesos que no tienen huellas perceptibles de tiramina son el requesón y el queso crema. Muchos otros contienen, hasta donde se sabe, cierta cantidad de tiramina. Algunas personas dicen que el queso cocinado es el peor.

Síndrome del restaurante chino

Esto lo provoca el glutamato monosódico, un saborizante que normalmente se incluye en el comida china. Los síntomas son dolor en la frente, el rostro y el cuello, acompañado por una sensación de tensión en la cara. Algunas personas incluso sienten náuseas y mareo, dolores de estómago y diarrea. Muchos otros alimentos, aparte de la comida china, también contienen glutamato monosódico: las sopas y los alimentos precocidos, por mencionar dos. Si identifica que este aditivo es un activador, necesita buscarlo (a veces también le dicen E621) en todos los alimentos preparados y enlatados que compre. Algunas personas son tan sensibles a esta sustancia que reconocen el olor de inmediato.

Otra teoría es que el glutamato monosódico no provoca el síndrome, sino el hambre. Tal vez usted no come nada varias horas antes, para no estropear su gusto por los artículos en venta en el restaurante. De ese modo, la migraña puede activarse por una gota en el nivel de azúcar en la sangre. La próxima vez, trate de comer algo antes de salir a un restaurante. Puede ahorrarle mucho tiempo de revisión de las etiquetas en los supermercados y no tendrá que renunciar a esa deliciosa comida china.

Chocolate

Durante algún tiempo estuvo en lo alto de la lista de los posibles activadores de la migraña. El chocolate contiene varias aminas, entre ellas la feniletilamina, que es vasoactiva. También contiene cafeína. Sin embargo, el chocolate no afecta a todas las víctimas y algunos especialistas creen que, en ocasiones, algunas personas lo califican erróneamente como culpable. A menudo, un intenso deseo de algo dulce precede a un ataque de migraña. De modo que la hipótesis es que usted busca una barra de chocolate en ese momento. Poco después llega la migraña, usted recuerda qué comió y aparece la imagen del chocolate. Pero el activador, en caso de provenir de la dieta, pudo ser algo de lo que usted comió de 24 a 36 horas antes. Para comprobar si usted es sensible al chocolate, descártelo por completo durante un mes. Pruebe el algarrobo como sustituto. Examine el contenido de todo lo que coma, para que no contenga chocolate o cacao. Después, vuelva a consumirlo y vea qué sucede.

Frutas cítricas

Éstas también contienen una amina vasoactiva, la sinefrina. El jugo de fruta concentrado se considera el peor y es probable que esto se deba a que se exprime toda la naranja, incluso la cáscara, para producir el concentrado y la cáscara contiene mayores niveles de aminas que la fruta. Si descubre que estas funcionan como un activador para usted, examine el contenido de jugo de limón o de naranja en los alimentos precocidos.

Paquetes fríos

Algunas personas sienten un gran alivio al colocar un paquete frío en la cabeza, el cuello o el estómago (si sien-

214

ten náuseas) durante un ataque. Consiga uno en una tienda de productos químicos, de artículos para acampar o por correo. En una emergencia, use un paquete de verduras congeladas del refrigerador. Una paciente de diez años de edad nos escribió para decir que llena un globo con agua fría y lo pone sobre el ojo afectado. Algunas víctimas prefieren usar paquetes con agua un poco caliente.

Compresas

Una paciente comentó que dejó de usar analgésicos durante sus ataques y que emplea compresas calientes y frías. Tiene dos tazones, uno lleno con agua muy caliente y el otro con agua muy fría. Empapa una tela en el agua muy caliente, la exprime y se la pone en la frente. Hace estos tres veces. Después repite el proceso con el agua fría. Afirma que esto le proporciona un gran alivio.

Pastillas anticonceptivas

Muchas más mujeres que hombres sufren de migraña y se considera que es a causa de las hormonas. En algunas mujeres, sus ataques comienzan o empeoran cuando toman anticonceptivos; si le sucede esto, es conveniente que pruebe una marca diferente o que cambie de método anticonceptivo. Si sospecha que la afecta, consulte a su médico o acuda a una clínica de planificación familiar. Si la migraña comenzó o empeoró como resultado de tomar anticonceptivos, es común que usted mejore en cuanto deje de utilizarlos.

Lentes oscuros

Puede ser útil usar lentes oscuros. A algunas personas les agradan los lentes que cambian con la intensidad de la luz, sobre todo en los días brillantes. También pueden usarse en interiores. Si cree que usted necesita lentes más oscuros que los de sol, consiga una gafas para esquiar en una tienda de artículos deportivos. Recuerde que los lentes grandes impiden que la luz entre por los lados. También funcionan los que tienen grandes cristales curvos.

Migraña dental

Los problemas dentales pueden provocar dolor en uno o ambos lados de la cabeza. Normalmente, esto se debe a que los dientes de un lado está más altos que los del otro, lo que produce una mordida asimétrica. En *Understanding Headaches and Migraines*, el Dr. J. N. Blau relata que la Migraine Action Association consiguió que un profesor de odontología de la Guy's Hospital Dental School revisara a veinte pacientes con migraña de la Charing Cross Hospital Migraine Clinic. Sobre todo, al profesor le interesaba la condición conocida como "oclusión dental defectuosa". Encontró que seis de los veinte tenían mordida anormal. Esto se corrigió y uno de los seis informó que tenía menos migrañas.

Diario

Conserve un diario pormenorizado de sus ataques para tratar de identificar los activadores y cualquier esquema obvio en ellos. Su diario debe incluir todos los alimentos y bebidas ingeridos durante 36 a 24 horas anteriores al ataque, al igual que los lapsos entre los alimentos. Anote las horas en que se acuesta y se levanta, junto con cualquier evento especial que haya asistido. Si identifica los activadores, puede evitar la migraña en el futuro. Pero no todos pueden hacerlo: existen muchas posibilidades y cada uno de nosotros es diferente. De modo que pruebe otro método: anote las acciones que efectuó para enfrentar cada ataque; cuáles medicamentos tomó; cuán-

216

do lo hizo y cuáles otros recursos empleó, como paquetes fríos o calientes, sueño o relajación. Esto puede ayudarle a descubrir el mejor modo de enfrentar sus ataques o, cuando menos, con toda esta información personal, puede obtener sugerencias de su médico para manejar el problema.

Dieta

Aparte de los activadores del nivel de azúcar en la sangre y los alimentos, otro punto que vale la pena señalar es que una buena dieta es muy importante para reforzar las defensas del cuerpo. Si considera la migraña como una debilidad que espera para entrar en escena cuando usted está indefenso, es razonable prevenir esta situación. Una buena dieta ayuda a su cuerpo a combatir la tensión, la ansiedad y la depresión, los cuales son reconocidos activadores de la migraña. Muchos pacientes recomiendan una dieta alta en fibras y baja en grasas.

Es muy fácil entrar en una espiral en donde usted se deprime, por lo que consume comida chatarra como consuelo o no come nada para no ser molestado. Con esto, las defensas de su cuerpo se debilitan y usted queda a merced de las infecciones, las tensiones, la presión, las alergias y otros activadores a los que normalmente puede controlar. Es importante una buena dieta con suficientes frutas, verduras, proteínas y carbohidratos complejos.

Médicos

La migraña es una enfermedad. Como tal, usted tiene todo el derecho de consultar con su médico al respecto. Aunque su médico no consiga eliminarla, existe suficiente información para que él haga posible que usted controle sus ataques e incluso disminuya su frecuencia o la intensidad del dolor. Si su médico lo considera necesario, lo

217

enviará con un especialista. Colabore con el médico para que usted llegue a cualquier otra consulta armado con la mayor cantidad posible de información sobre su migraña. No hay dos migrañas idénticas, pero casi todos nosotros intentamos olvidarlas tan pronto como finaliza el ataque. Por lo tanto, anote los detalles de su ataque justo después de tener uno. Consulte el capítulo X para saber con exactitud cómo registrar la historia de su migraña. Después puede analizar el asunto con su médico como dos expertos, donde usted conocerá a fondo el patrón de su migraña y él es la autoridad acerca del arsenal médico existente para ayudarle.

Bebidas

Si puede, consuma alguna bebida durante un ataque para no deshidratarse. A cada persona le funciona diferente tipo de bebidas. El té es calmante para quienes no les afecta la cafeína. Algunas otras mencionan que les agradan las bebidas con gas, como la limonada y los refrescos de cola. Jo Liddell, directora de la Migraine Action Association, tiene una sugerencia para librarse de un ataque inminente. Al primer síntoma, beba tres vasos de agua de inmediato. Esto hace que los riñones funcionen al máximo y, al hacerlo, a menudo evitan un ataque.

Medicamentos

Se emplea una amplia variedad de medicamentos en el tratamiento de la migraña, tanto para los ataques individuales como para la prevención a largo plazo. Muchas víctimas sólo necesitan analgésicos que se consiguen con facilidad. Entre éstos están él paracetamol, la aspirina, el ibuprofeno o un compuesto patentado. Las pastillas solubles o efervescentes a menudo son mejores que las sólidas, porque se absorben más rápido. Si las náuseas son un problema, algunas pastillas especiales para la migraña contienen fórmulas antieméticas. Si no le funcionan, su médico puede recetarle pastillas para el mareo (es decir, antieméticas) para tomarlas por separado antes de un analgésico.

Por supuesto, debe tomar los medicamentos preventivos a largo plazo bajo la supervisión de su médico. Entre éstos están el pizotifeno, los beta bloqueadores, los bloqueadores del canal del calcio y el metisergide (consulte el capítulo XI). Los medicamentos a largo plazo se recetan durante un periodo establecido, por ejemplo seis meses, después del cual se dejan de tomar para ver si ocurrió una mejoría. A menudo, los dolores de cabeza se retiran lo suficiente para detener un tratamiento a largo plazo, cuando menos por un tiempo.

Energía

Algunos pacientes informan que la "advertencia inicial" de un ataque es una sensación de energía adicional o exuberancia. Otros comentan que experimentan una elevación, mientras que otros sienten cansancio o letargo. Unos desahogan un ataque al hacer algo muy enérgico al primer indicio de una migraña. Fíjese si se siente exultante o cansado. ¿Sólo precede a un ataque verdadero y no ocurre con uno falso o uno menor? ¿Cuánto tiempo antes de un ataque siente usted este cambio de humor? ¿Sería un buen momento para tomar medicamentos? ¿O se prepara para un ataque de otro modo, como pedir a otra persona que recoja a los niños de la escuela? Tome un alimento preparado del refrigerador o salga un momento a la tienda para comprar uno. Dependiendo de cuándo venga la señal, puede ayudarse a sí mismo al eliminar la presión. Acostúmbrese a buscar este tipo de señal. Conviértase en amigo de su cuerpo. Escuche lo que intenta decirle y reaccione a sus mensajes.

Alimentos con grasa

Son activadores para algunos pacientes. Trate de evitar este tipo de alimentos si cree que lo afectan.

Temor

Son tan comunes el temor de tener una migraña y efectuar preparativos en caso de tener un ataque, que el Dr. J. N. Blau, director adjunto de la London Migraine Clinic y asesor médico de la Migraine Action Association, inventó una palabra para eso: melontofobia. Lo tomó de la palabra griega *melontas*, que significa "estar próximo." Por lo tanto, lo que arruina la vida de muchas víctimas de migraña es el temor de que algo esté próximo. Que esto no le suceda; es mejor cancelar planes y dar razones, en caso necesario, que verse obligado a llevar una vida muy limitada.

Luces parpadeantes y pantallas de televisión

Estos son activadores muy comunes. En lo posible, evite las luces parpadeantes, el sol deslumbrante y las pantallas de cine o de televisión parpadeantes. Si es necesario, ajuste su televisor. Es útil un control remoto, porque le permite apagar el aparato o cambiar de canal de inmediato si algo le molesta. (Consulte también *Luces fluorescentes*.)

Luces fluorescentes

Existen dos variedades: con arrancador y sin arrancador. Hace poco, los psicólogos descubrieron que las personas que sufren de agorafobia —temor a los espacios abiertos— son muy susceptibles a los efectos de las luces fluorescentes convencionales. La luz fluorescente parece aumentar el ritmo cardiaco y puede contribuir a un ataque de pánico en la calle.

La evidencia también muestra que este tipo de iluminación perturba a algunas personas que no sufren de agorafobia, lo cual es una causa importante de tensión para quienes trabajan en una oficina. Los médicos creen que la iluminación fluorescente provoca dolores de cabeza, porque el parpadeo interfiere con los movimientos normales de la vista. La mejor solución es reducir el parpadeo al cambiar a una iluminación fluorescente de alta frecuencia o al luces que imiten la luz natural.

Existe una alternativa. Psicólogos de una unidad de investigación médica en Cambridge desarrollaron un tinte color rojo-anaranjado que reduce un tercio el parpadeo de la luz fluorescente. Afirman que el uso de lentes con este tinte evita los dolores de cabeza en las personas susceptibles. Cambridge Optical fabrica estos lentes, los cuales se venden en ópticas de prestigio.

Estasis gástrica

Es común que las víctimas de migraña encuentren que los analgésicos, incluso los más poderosos, no surten efecto una vez comenzado un ataque. Esto se debe a que el estómago "se cierra" durante un ataque y absorbe muy poco. Los médicos llaman a esto estasis gástrica. Los medicamentos recetados para tratar esta afección son la metoclopramida (Maxolon) o la domperidona, los cuales también tienen propiedades antieméticas. Hacen que el estómago se vacile más rápido para que los medicamentos pasen al intestino delgado y se absorban con facilidad.

Gafas protectoras

Las gafas de fotosimulación de frecuencia variable son un nuevo tratamiento para los ataques de migraña, desarrolladas por el Hammersmith Hospital, en Londres. Las gafas proyectan patrones de luces brillantes, de manera alternada, en los ojos. La luz se ajusta de tenue a brillante. Hasta el momento, los resultados de los estudios parecen buenos para las víctimas de las migrañas clásica y común, pues les han servido a varios pacientes. Sin embargo, la investigación todavía está en proceso. Los científicos analizan los cambios en la actividad eléctrica del cerebro durante la migraña y los efectos de usar las gafas.

Las gafas se consiguen por correo en Migra Ltd., St. James House, 108 Hampstead Road, London NW1 2LS. Deben usarse en cuanto se percibe una migraña, ya sea durante la perturbación visual o al experimentar otras señales de advertencia. También se pueden usar durante el dolor de cabeza mismo. Sirven para relajarse. Las personas que padecen epilepsia, sobre todo del tipo fotosensible, necesitan consultar con sus médicos antes de usar estas gafas.

Vacaciones

A menudo, los dolores de cabeza arruinan el inicio de las vacaciones. La tensión causada por salir desencadena un ataque. Intente organizar con anticipación y evite dejar algo para el último minuto. Debe ordenar su horario del mejor modo posible para que, por ejemplo, evite saltarse una comida, salir muy tarde o muy temprano. Llame a su médico: puede ser importante llevar algún medicamento para prevenir la migraña en un momento en que se sienta vulnerable.

Hormonas

Las mujeres padecen migraña con más frecuencia que los hombres y se cree que se debe a la influencia de las hormonas y al ciclo mensual. Los anticonceptivos pueden

222

alterar el patrón de los ataques, o pueden activarse una vez que las mujeres comienzan a tomar píldoras anticonceptivas. Después de la menopausia, los dolores de cabeza pueden disminuir o desaparecer por completo. Algunas mujeres padecen migraña antes o durante sus periodos y algunas veces a mitad de su ciclo, cuando ovulan. Otras sufren una migraña muy fuerte durante su periodo y tienen ataques menos fuertes otros días. Al observar sus propios patrones, sabrá cuáles son sus días de mayor riesgo. Normalmente los ataques desaparecen durante el embarazo, pero regresan después. En algunos casos, puede funcionar el tratamiento con hormonas donde surgen los ataques de migraña al comienzo de la menstruación o uno o dos días antes, y siempre el mismo día del ciclo. Un médico debe recetarlas. (En los capítulos III, IV y V se analizan las hormonas y la migraña.)

Baños con agua caliente

A veces activan los ataques. Algunas personas encuentran alivio al relajarse con un baño de agua caliente cuando tienen un ataque.

Dolores de cabeza por hot-dogs

Al igual que en el síndrome del restaurante chino, los nitratos o nitritos con los que se prepara la comida provocan estas dolores de cabeza. Los alimentos salados, tales como los embutidos, el jamón, el tocino y el salami contienen estos químicos, que se usan para realzar el color.

Paquetes de agua caliente

Del mismo modo en que algunas personas usan paquetes de agua fría durante los ataques de migraña, para otras es tranquilizante usar algo ligeramente caliente sobre la cara, la cabeza o el estómago, o sólo aplicar un poco de presión. Una botella con agua caliente es ideal, pero debe asegurarse de que no esté muy caliente. La temperatura de la mano también funciona.

Hipoglucemia

Éste es otro término con el que se conoce el bajo nivel de azúcar en la sangre; se cree que casi todas las personas que padecen migraña están propensas a esta condición. Los pacientes con un bajo nivel de azúcar producen demasiada insulina; lo opuesto a la diabetes, donde los pacientes producen poca insulina. Los síntomas de la sobreproducción de insulina son muy similares a los de la etapa del aura o pródromo en la migraña: mareo, debilidad, palpitaciones, sudor frío y algunas veces doble visión.

Debido a que un nivel bajo de azúcar en la sangre es un factor importante que contribuye a provocar ataques de migraña, vale la pena comprender términos técnicos relacionados. En *The Migraine Guide and Cookbook*, Josie Wenworth describe detalladamente la situación de la hipoglucemia:

Normalmente la insulina se secreta en intervalos periódicos como respuesta a la demanda metabólica y eso es todo, mientras que la secreción de insulina en un diabético es escasa e insuficiente para las necesidades del cuerpo. Por otro lado, durante la hipoglucemia el cuerpo recibe un torrente continuo de insulina.

El azúcar de la sangre es la energía de todas las células del cuerpo. Pero mientras las otras células se alimentan de otros recursos, el cerebro se nutre de la glucosa de la sangre. Por lo tanto, debido a que baja el nivel el azúcar o glucosa en la sangre, surge la depresión y un estado de pánico o tensión nerviosa y ansiedad. Literalmente, el cerebro está muerto de hambre y se asusta al esforzarse por seguir funcionando.

Ningún medicamento milagroso cura o controla la hipoglucemia, pero puede controlarse al llevar una dieta especial. La responsabilidad absoluta para controlar esta condición recae en el paciente.

Podría pensar que la respuesta sería agregar más azúcar a su dieta. Por desgracia, comer más azúcar sólo complicaría el problema, porque ingerirla funciona como un estimulante directo del cuerpo para producir más insulina y la hipoglucemia está como al principio. El café, o más bien la cafeína que contiene, es uno de los muchos estimulantes de la glándula suprarrenal que indirectamente, pero con seguridad, provoca una reacción en cadena que termina con la producción de más insulina.

La solución es comer poco y a menudo; y mantener una dieta balanceada y baja en azúcares.

Dolores de cabeza por helado

Son provocados por un enfriamiento repentino del paladar o la garganta, o por beber bebidas muy frías con rapidez. La causa inmediata es la estimulación repentina de uno de los nervios en la cabeza. Quienes padecen migraña son igualmente propensos a estos ataques que cualquier otra persona. Los síntomas son un dolor o entumecimiento en la cabeza o en un lado de la cara que, por lo general, no dura mucho tiempo. Se aconseja comer helado o tomar las bebidas frías con lentitud.

Algas marinas

Algunos pacientes han descubierto que les sirve tomar diariamente tabletas de algas marinas. Las algas son una fuente natural de yodo y se dice que ayuda al funcionamiento de las glándulas tiroides.

Aceite de espliego

El aceite de espliego se consigue con facilidad y aplicado suavemente en las sienes para calmar, relajar, brinda cierto alivio. También es bueno el aceite de romero.

Clínicas de migraña

Estas clínicas especializadas y departamentos neurológicos en algunos hospitales atienden a pacientes con migraña enviados por sus médicos. Debido a que son especializadas y atienden a los pacientes durante un ataque, obtienen información muy valiosa. Estas clínicas realizan muchas investigaciones y se concentran en revelar los misterios de la migraña. La función de las clínicas de migraña se explica en el capítulo X.

Náuseas

Para muchas víctimas, las náuseas pueden ser un problema tan grande como el dolor de cabeza mismo. Si las náuseas evitan que los analgésicos surtan efecto, pueden recetarse pastillas contra la náusea para tomarlas por separado a la primer señal de un ataque. Estas tabletas también pueden tomarse junto con los analgésicos. Algunas están disponibles en supositorios, los cuales son ideales para quienes vomitan.

Nitratos y nitritos

Éstos son químicos agregados a los alimentos, sobre todo a los embutidos. Dilatan los vasos sanguíneos y, por lo tanto, provocan dolores de cabeza.

Sobredosis

Los pacientes pueden estar tentados a tomar más de la dosis recomendada de sus pastillas, sobre todo cuando la náusea las hace parecer poco eficaces. Pero cualquier tableta que tome se absorberá después o cuando se normalice la función gástrica. Si toma más de un medicamento, recuerde que pueden contener los mismos ingredientes. Lea las etiquetas y tome cuidadosamente las dosis recomendadas. Tomar demasiados analgésicos en realidad puede provocarle dolores de cabeza.

Analgésicos

Muchos pacientes afrontan sus ataques al usar analgésicos, los cuales se consiguen con facilidad. Otros necesitan ayuda adicional o medicamentos especiales para la migraña, disponibles sólo bajo prescripción médica.

Paracetamol

Este medicamento es eficaz para algunos y tiene la ventaja de no tener efectos secundarios gastrointestinales. La dosis máxima es de 4g por día, eso equivale a ocho tabletas de 500mg en veinticuatro horas. Más de esto puede ser peligroso y provocar un daño permanente al hígado.

Almohadas

Algunas personan han descubierto que los ataques de migraña que comienzan en la mañana se relacionan con su postura para dormir durante la noche. Hay almohadas especiales en el mercado que aseguran la alineación correcta del cuello mientras usted duerme. Pero una almohada ordinaria suave puede amoldarse en la forma correcta.

Relajación

Aprender a relajarse ayuda a algunos pacientes, sobre todo cuando la tensión es un activador. Puede aprender técnicas de relajación asistiendo a clases en su localidad. Por ejemplo, en Relaxation for Living hay profesores especializados que imparten clases en diferentes lugares del país. También ofrecen cursos por correspondencia y venden libros y cintas sobre relajación de Jane Madders, quien realizó un estupendo trabajo al enseñar relajación y manejo de la tensión en clínicas de migraña y quien también fuen una de las fundadoras de Relaxation for Living. Para mayor información sobre relajación consulte el capítulo XIII.

Investigación

En todo el mundo se realizan muchas investigaciones sobre la migraña y el equipo de exploración moderno permite examinar cambios en el cerebro que antes era imposible detectar. En cierta época se dividían las opiniones entre que si la migraña era principalmente un desorden del sistema nervioso o del sistema cardiovascular (del corazón y vasos sanguíneos). En la actualidad parece que la profesión médica se enfoca al sistema nervioso y la investigación se centra en esta área. Por ejemplo, la Migraine Action Asociation ha ayudado al aportar dinero, llenar cuestionarios, proporcionar muestras de sangre y participar en investigaciones sobre medicamentos.

Sexo

Algunos pacientes se han quejado de padecer ataques de migraña durante sus relaciones sexuales. Hay dos tipos de dolor de cabeza relacionados, dice la Diamond Headache Clinic. En el primero, la excitación que acompaña la relación provoca contracción muscular en la cabeza y el cuello, lo cual provoca un dolor de cabeza. El segundo tipo se denomina "dolor de cabeza orgásmico" y se cree que surge debido a un aumento en la presión sanguínea, lo cual provoca que los vasos sanguíneos se dilaten. Parece que no es relevante el esfuerzo físico realizado durante la relación. El dolor, que normalmente aparece justo antes o en el momento del orgasmo, es muy intenso y se acumula alrededor de los ojos; puede durar algunos minutos o varias horas.

Por supuesto siempre está el aspecto del azúcar en la sangre. Por lo tanto, evite hacerlo con el estómago vacío y, si va a ser un evento maratónico, descanse y coma. Esto puede obviar un ataque de migraña. Después de todo, es cuestión de uso de energía, así que hágalo de manera racional.

Senos nasales

Si tiene problemas en los senos nasales, vale la pena despejarlos para tener un efecto benéfico con su migraña. Un paciente comentó que padeció migraña durante muchos años, hasta que su médico le sugirió tomarse placas de rayos x de los senos nasales. Las placas mostraron que estaban tapados. El paciente se sometió a una sencilla operación en la nariz y le recetaron un pulverizador nasal de uso diario. Su migraña, dice, prácticamente desapareció.

A los pacientes que padecen migraña regularmente se les diagnostica y se les da tratamiento para la sinusitis. El área afectada por el dolor de cabeza debido a los senos nasales normalmente está arriba o abajo de los ojos. Estas áreas están muy sensibles. El padecimiento crónico en los senos nasales muy rara vez provoca dolor de cabeza. Por otro lado, la sinusitis aguda, asociada con fiebre y un seno tapado, puede provocar dolor de cabeza.

Fumar

La migraña puede activarse o agravarse por fumar, de acuerdo con la Diamond Headache Clinic. Fumar provoca cambios biológicos en la sangre y en los vasos sanguíneos, y esto puede suceder tan sólo por permanecer en un cuarto lleno de humo de cigarro. Fumar puede activar o aumentar la severidad de una serie de dolores de cabeza.

Dolores de cabeza deportivos

Algunas personas sufren un ataque de migraña después de haber practicado algún deporte. Aquí hay una sencilla respuesta. Tome una tableta de glucosa antes de practicar deportes y una justo después, y acompáñela con un refrigerio como un emparedado unos minutos más tarde después de bañarse y cambiar su ropa.

Tensión

Las víctimas mencionan a menudo la tensión como un factor principal que activa sus ataques de migraña. Esto es evidente al considerar que nuestros cuerpos no están equipados para manejar largos periodos de tensión. Hace varios siglos, cuando éramos cazadores, el cuerpo estaba preparado para ponerse en tensión y actuar rápido: cuando nos enfrentábamos a una situación amenazadora, defendíamos nuestra posición y peleábamos o escapábamos. Esta respuesta tipo "pelear o escapar" se ha convertido en parte de nuestro comportamiento psicológico y físico.

Lo que sucede cuando nos preparamos para la acción, afirma el Dr. Paul Bebbington en *Handling Stress,* es que el cerebro recibe una señal de alarma que activa una cadena de reacciones en todo el cuerpo. Estimulado por una hormona de alarma, la glándula suprarrenal secreta adrenalina, lo cual moviliza las defensas del cuerpo y lo prepara para pelear o correr. El corazón bombea más sangre y más oxígeno a los músculos. Los vasos sanguíneos de la piel y el estómago se contraen, lo que permite que más sangre se desvíe hacia el cerebro. Los pulmones proporcionan más oxígeno y, como la temperatura del cuerpo se eleva, comenzamos a sudar para enfriarnos. Después, la glándula suprarrenal secreta otra hormona, la cortisona, para desviar los recursos de energía disponibles desde otras partes del cuerpo para estabilizar la situación.

Esto estaba muy bien para el hombre primitivo, pero no nos ayuda a lidiar con el tipo de tensión que enfrentamos en la actualidad. En la vida moderna la tensión, la presión y la ansiedad pueden acompañarnos a diario, durante meses y años. Por lo tanto debemos encontrar otra forma de afrontarlas. Es evidente que el modo más eficaz es identificar el origen de la tensión y liberarla en partes o completa. Esto significa cambiar de trabajo, mudarse de casa o cancelar actividades sociales. No es sencillo rehacer su vida de este modo. Lo que es incluso más difícil, a veces, es solucionar lo que causa la tensión, porque usted no quiere dejar alguna actividad o alejarse de las personas. El mejor modo de resolver este problema es con la ayuda de un consejero profesional.

Por supuesto, hay muchas situaciones que le causarán tensión donde no hay nada que hacer. Lo que debe hacer es tomarse un tiempo para usted mismo y hacer lo que disfruta. Puede ser un pasatiempo, una actividad deportiva o cualquier otra cosa que le guste, con tal de que lo haga con bastante frecuencia. La meditación, el yoga y las técnicas de relajación son otras alternativas para ayudar al cuerpo a manejar la tensión. El capítulo XIII contiene más detalles.

Sol

El calor, el clima húmedo y la luz del sol normalmente ocasionan migraña en la gente sensible. Use gafas y un sombrero de ala ancha cada vez que salga. Trate de evitar el reflejo de la luz, si maneja, use gafas y un sombrero, o baje las "persianas" si es un pasajero. El bajo sol de invierno es una amenaza específica.

Tartrazina

También conocida como E102, es un colorante de comida amarillo que se cree es un activador de la migraña para algunas personas. Si cree que le afecta, tome en cuenta que se incluye en las tabletas amarillas de Migraleve.

Té

El contenido de cafeína del té puede afectar a algunos pacientes. Si desea saber si le afecta, intente dejarlo por algún tiempo y tome té descafeinado en su lugar. Por otra parte, para muchos pacientes es relajante tomar una taza de té caliente durante un ataque. Si cree que la cafeína le afecta, tome té de hierbas.

Televisión

Las luces brillantes e intermitentes pueden activar un ataque de migraña. El control remoto de la televisión es útil, ya que le permite cambiar de canales cuando el que observa comienza a parpadear.

Bálsamo de tigre

Una persona informó que al frotar bálsamo de tigre en su frente y espalda o cuello le proporciona alivio durante un ataque. Encuentra este ungüento en un laboratorio químico. Si lo aplica en niños, evite el contacto con los ojos, porque puede irritarlos. Asimismo, si le afecta gravemente el olor, debe alejarse de este tratamiento, aunque su olor intenso es muy bueno para despejar los senos nasales.

Viajes

El viajar es incluso un grave problema para quienes padecen migraña. Parece ser que la deshidratación es un factor y muchas personas han escrito a la Migraine Action Association para decir que llevan mucho líquido con ellos —por lo general, no muy azucarado— si viajan en automóvil o en avión. Una persona dijo que lleva un termo con café negro durante las jornadas largas y lo bebe a intervalos regulares. Dice que funcionan otros tipos de bebidas, siempre y cuando no contengan leche o azúcar. Otras personas descubrieron que es útil beber una abundante cantidad de zumo rebajado y, por supuesto, llevar un pequeño refrigerio nutritivo para evitar el síndrome de falta de alimentos. Es importante llevar agua embotellada en el automóvil o cuando viaje en avión. No hay suficiente en los vuelos comerciales.

Los viajes en automóvil pueden ser una pesadilla para quienes padecen migraña. Varios factores pueden combinarse y ocasionar problemas. Es difícil controlar el destello del sol, sobre todo si se refleja a través de las ventanas laterales, pero puede intentar usar gafas y un sombrero con visera. Una solución, propuesta por un paciente, es comprar una mica de plástico transparente de ocho centímetros de ancho en una tienda de accesorios para autos. Corte la mica en la forma de la parte superior de la ventana. Se adhiere como una película pegajosa y puede ajustarla para que la parte baja de la película detenga la luz del cielo, pero no obstruya la visión del camino.

Tenga mucho cuidado de no usar un color que lo haga confundir el rojo de las luces del tránsito en los cruceros. Otra persona sugirió que los pasajeros coloquen un cartón del lado de sus cristales para evitar el sol.

El ruido del tráfico es otro problema y las personas han sugerido que los pasajeros usen orejeras como las que usan los tiradores, los operadores de tractores y de remolques. Los tapones de orejas, sobre todo los que se amoldan, son muy útiles. Puede ser importante ajustar la insonorización de su auto. Deténgase para descansar y no olvide comer a intervalos regulares. Coma algo antes de continuar y evite las barras de chocolate en el camino. Salga temprano para no preocuparse por llegar a tiempo. Si viaja como pasajero puede usar una almohada para el cuello.

A propósito, las pastillas para el mareo han ayudado a personas que padecen migraña en cualquier tipo de viaje.

Activadores

Existe una gran variedad de activadores para quienes padecen migraña: los alimentos, los olores, el reflejo de la luz, las luces brillantes, el ruido, la tensión, el cansancio, el cambio de rutina (incluyendo los patrones de sueño), las variaciones del clima, los baños con agua caliente, las emociones, etcétera. La clave es detectar sus propios activadores. Mantenga una lista de todo lo que ha comido y hecho durante treinta y seis horas antes del ataque. Después de varios ataques podrá encontrar el factor común. Trate de recordar qué fue diferente del día anterior al ataque. Si los ataques sólo ocurren durante los fines de semana, ¿se levantó más tarde? ¿Dejó pasar más tiempo entre sus alimentos? Si los ataques ocurren sólo durante la semana, ¿qué hizo diferente durante el fin de semana? ¿Comió de más? ¿Se relajó más? Busque el patrón de su migraña y, si es posible, los activadores del ataque. En otras palabras: ¡combátalos!

Comprensión

Además de comprender lo más posible su migraña, es importante que sus amigos, familiares y colegas también entiendan estos problemas. En el pasado, quienes padecían migraña tenían que lidiar con la falta de aprobación de otros, quienes creían que la migraña era sólo una palabra inventada para sus dolores de cabeza. No lo es. Es una enfermedad. Este libro fue escrito para que usted, el paciente, obtenga información acerca de esta condición. Pero esa es sólo una pequeña parte de la historia. Ha sido escrito por una víctima de la migraña, para quienes la padecen, acerca de otros pacientes y respaldado por la organización que nos representa a todos. Al leer los testimonios de otros pacientes, puede darse cuenta de que no está solo ni arma un escándalo. En Gran Bretaña una de cada diez personas padece migraña; algunos apenas se dan cuenta de sus ataques, mientras que otros se ponen muy mal. Casi todas las enfermedades son así.

Si sus amigos o familiares se quedan perplejos cuando sufre un ataque de migraña o parece que no entienden por qué está tan molesto durante un ataque, comparta con ellos algunas de las historias verdaderas de este libro. No necesitan leer el contenido médico. Lo que importa es que entiendan lo que siente una víctima. Muchos de nosotros compartimos el dolor y el mareo; por otra parte, casi todos somos tan funcionales como cualquier otra persona y, por supuesto, tan cuerdos como ellos.

La comprensión funciona en dos sentidos. Casi todos nosotros estamos conscientes de que al enfermarnos con regularidad ponemos a nuestros familiares bajo cierta tensión. Pero tal vez no siempre somos capaces de explicarles que entendemos que nuestras migrañas también les ocasionen problemas. Haga el propósito de decirle a sus familiares y amigos que usted sabe que también es difícil para ellos. Saber que usted está consciente de ello puede ser útil.

Monitores

Si usa una computadora personal o un procesador de textos, asegúrese de que el monitor no parpadee ni brille. Asimismo, un fondo oscuro con los caracteres en color blanco o verde deslumbra menos que caracteres negros sobre fondo blanco. Ajuste la luz de la habitación para que no se refleje en la pantalla o el teclado, ni que vaya directo a sus ojos. Recuerde que la luz fluorescente puede ser un problema también, como ya se analizó.

El trabajo frente a un monitor debe limitarse como máximo a cuatro horas en un día laboral o 50 por ciento del tiempo de trabajo, lo que sea menor. Debe tomar descansos regulares, después una hora de trabajo debe tomar unos minutos de descanso. A propósito, las regulaciones de salud en ciertos países establecen que los usuarios de un monitor tienen derecho a usar un filtro en la pantalla de sus terminales para reducir el brillo y el reflejo y controlar la estática y el polvo (consulte la historia de Hazel en el capítulo VI).

Si usa un monitor por primera vez, es una buena idea medir su capacidad visual para detectar cualquier deterioro en una consulta futura. De todos modos, debe revisar con ojos continuamente si trabaja en uno. En una óptica pueden agregar una capa antirreflejante a sus lentes graduados.

Señales de advertencia

Es probable que conocer sus propias señales de advertencia sea el primer paso en el régimen de autoayuda, para prevenir o reducir la intensidad de sus ataques. Estos son algunos de los más comunes, listados alfabéticamente y no en orden de importancia:
• Cambios en la función intestinal
• Bostezos constantes

- Depresión
- Excitabilidad
- Regocijo
- Irritabilidad
- Extravíos mentales
- Olores imaginarios
- Sensaciones de hormigueo y piquetes
- Dificultad para hablar
- Tensión
- Sed o retención de líquidos
- Energía fuera de lo común
- Hambre exagerada
- Palidez extraordinaria
- Cansancio
- Trastorno visual
- Debilidad y temblores

Agua

Algunas personas recomiendan tomar agua en abundancia todos los días y a la primera señal de un ataque. Tome al menos medio litro de agua, de ser posible tibia, si siente que se aproxima un ataque. Esto activará los riñones y puede eliminar el ataque.

Clima

Algunas personas han informado que ciertos tipos de clima parecen activar los ataques. El brillo de la luz del sol en invierno en un ángulo bajo, afecta a quienes resienten el brillo o las luces intermitentes. El aire frío (consulte Viento) provoca dolor en la cara y activa una migraña en algunas personas. Casi todos, incluso quienes no padecen migraña, pueden sufrir una dolor de cabeza en el clima húmedo o con tormentas.

La Diamond Headache Clinic en Chicago estudió los efectos del clima en la frecuencia de los dolores de cabeza. En el pasado, un descenso rápido en la presión atmosférica se mencionaba como un activador en la migraña y los dolores de cabeza. Otros activadores mencionados son los vientos fuertes, el clima frío y cálido, las tormentas y los cambios de estación. La clínica estudió a cientos de pacientes de migraña durante veintiún meses. Las investigaciones concluyeron que, como regla, el clima no tiene una función importante en la migraña, pero creen que algunas personas son más sensibles a los cambios repentinos y extremos. También creen que, para algunos pacientes, el clima tiene una función importante, junto con otros factores conocidos, como la tensión.

Viento

Los fuertes vientos fríos pueden a veces activar un ataque. Por lo tanto, si va a salir durante este tipo de clima, cubra lo más posible su cabeza y su cara. Los vientos secos y cálidos también pueden activar los dolores de cabeza.

Rayos X

La migraña no se revela en los rayos X, pero muchas personas debe tomarse este tipo de placas y tomografías para eliminar otras causas posibles de los síntomas.

Bostezar

Bostezar en exceso a menudo es una señal de que está por surgir un ataque.

238

Levadura

Se ha descubierto que esta sustancia activa ataques de migraña. Por supuesto, está presente en una gran cantidad de alimentos y también en las pastillas de vitamina B. Puede encontrar presentaciones de vitaminas sin levadura en las tiendas naturistas.

Zzzzzz

Dormir es muy importante en el tratamiento de la migraña. Después de un ataque, dormir es la mejor recuperación que existe. También se sabe que dormir tiene una parte importante al activar migrañas. Se sabe que dormir demasiado hace daño; se cree que esto se debe a una disminución en el nivel de azúcar en la sangre. Algunos pacientes descubrieron que despertaban con migraña después de "dormirse hasta tarde." Esto tal vez se deba a que el paciente se queda en la cama más tiempo de lo normal sin comer ni beber nada. La solución es no permanecer en cama por más tiempo o, si lo hace, asegúrese de tener junto a su cama algo para comer o beber.

El sueño profundo es otra causa. El alcohol o las pastillas para dormir pueden hacerle dormir más de lo que su cuerpo realmente necesita, lo que puede provocar una dolor de cabeza. Si se da cuenta de que tiene fases de sueño más profundas de lo normal y se despierta con migraña, beba un gran vaso de agua u otra bebida sin alcohol antes de acostarse. No hay nada como una vejiga llena para interrumpir el sueño.

Se cree que el dormir poco también provoca ataques, pero no se sabe mucho al respecto. Por supuesto, dormir menos de lo que el cuerpo necesita le provoca cansancio, lo que lo hace vulnerable a cualquier tipo de enfermedades, incluyendo la migraña. La tensión puede estar en el fondo de todo el asunto y puede ayudarle que aprenda a relajarse (consulte Relajación). Si le cuesta trabajo dormir, tal vez le sirvan las técnicas de relajación (consulte el capítulo XIII) y las cintas para dormir y la literatura creada por Relaxation for Living.

BIBLIOGRAFÍA

Advice from the Diamond Headache Clinic (*Sugerencias de la Diamond Headache Clinic*), Seymour Diamond, MD y Judi Diamond-Falk, International Universities Press, Inc, Nueva York.

The British Medical Association Guide to Medicine and Drugs (*Guía de medicamentos de la British Medical Association*), Dorling Kindersley.

Handling Stress (*Manejo de la tensión*), Paul Bebbington, Mental Health Foundation.

Migraine (*Migraña*), Oliver Sacks, Faber and Faber.

Migraine: clinical, therapeutic, conceptual and research aspects (*Migraña: Aspectos clínicos, terapéuticos conceptuales y de investigación*), editado por J. N. Blau, Chapman and Hall.

Migraine: The Facts (*Migraña: La realidad*), E. Clifford Rose y M. Gawel, Oxford University Press.

The Migraine Guide and Cookbook (*Guía y recetario para la migraña*), Josie A. Wentworth, Corgi.

Migraine and headaches (*Migraña y dolores de cabeza*), Marcia Wilkinson, Martin Dunitz.

Migraine Special Diet Cookbook (*Recetario para una dieta especial para la migraña*), Cecilia Norman, Thorsons.

Once a Month (*Una vez al mes*), Katharina Dalton, Fontana.

Relax, and be happy (*Relájese y sea feliz*), Jane Madders, Unwin Paperback.

Stress and Relaxation (*Tensión y relajación*), Jane Madders, Macdonald.

Understanding Headaches and Migraines (*Un acercamiento a los dolores de cabeza y la migraña*), Dr. J. N. Blau, Consumers Association y Hodder and Stoughton.

AGRADECIMIENTOS

Quiero agradecer a Jo Lidell, directora de la British Migraine Association, su ayuda y apoyo para escribir este libro, y a la Dra. Anne MacGregor, de la City of London Migraine Clinic su invaluable ayuda para revisar el manuscrito y su precisión médica. También agradezco la colaboración de Geoffrey Robinson. Pero, sobre todo, le agradezco mucho a los pacientes con migraña que me contaron sus historias con tanta franqueza. Aunque los nombres han cambiado, las historias son verdaderas y confío que la generosidad de su ser sirva de consuelo a las víctimas de la migraña en todo el mundo.

ÍNDICE ANALÍTICO

246

domperidona, 22, 146, 147, 221

E102 (tartrazina), 232
E621, 214. *Consulte* glutamato monosódico
ECG, 137
EEG, 137
efectos en la nariz, 20, 26, 40, 93, 101, 103, 105, 107, 112, 229
ejercicio. *Consulte* deportes
electrocardiograma, 137
electroencefalograma, 137
embarazo, 55-66
    casos clínicos, 57-60
    y medicamentos, 56
emociones reprimidas, 161-163
endorfinas, 180, 199
energía, sensación de, 219
entumecimiento, 31-32, 34, 89, 144, 225
epilépticos, 171
Epilim, 84, 112, 159
ergotamina, 39, 56, 58, 59, 60, 64, 83, 103, 104, 107, 108, 112, 135, 141, 149-152, 153, 156, 173
    efectos secundarios, 33, 104, 133, 134, 137, 145, 146, 147, 149, 151, 152, 153, 155, 156, 157, 158, 159, 189, 227
    Consulte también Cafergot; Migril
eructos, 19
escotoma, 31
estasis gástrica, 155, 226
estrógenos, 41, 55, 67
euforia, sensación de, 17, 29, 147
Evoxin, 148
exploración TAC, 89, 137
exploraciones TC. *Consulte* exploración TAC

feniletilamina, 125, 214
fonofobia, 20
Fortral, 148
fotofobia, 20, 69
Froben, 101
frutas cítricas, 127, 209, 214
fumar, 103, 230

gafas protectoras, fotoestimulación de frecuencia variable, 221
Gawel, M. *Consulte* Clifford, Rose F.
glutamato monosódico, 125, 213

Hahnemann, Samuel, 192-193
hambre, como síntoma de advertencia, 17-224, 237
harina de trigo, 125
hemorragia subaracnoidea, 137
hinchazón. *Consulte* retención de líquidos, 21, 42, 43, 181, 237
hipnosis, 194-196
hipo, 19
hipoglucemia, 171, 224-225
histerectomía, 25, 60-65, 76, 77, 190
homeopatía, 160, 192-194
hormonas, 17, 41, 46, 51, 55, 59, 60, 67, 73, 74, 76, 77, 215, 222-223

ibuprofeno, 143, 144, 218
Imigran 134, 154. *Consulte* sumatriptan
Inderal 86, 156. *Consulte* propranolol
inhaladores, 104, 105, 152, 184

249

migraña hemiplégica, 156
migraña oftalmológica, 92
migraña por vacaciones, 28, 45, 49, 85, 95, 171, 222
Consulte migrañas de fin de semana
migraña retinal, 92
migraña roja, 19
migrañas dental, 216
migrañas menstruales, 41-54, 162
casos clínicos, 47-54
tratamiento propio, 42-47
Migravess, 22, 78, 146
Migril,27, 64, 152. Consulte ergotamina
monitores, 80, 236
Motilium, 22, 148
MT. Consulte meditación trascendental
mujeres embarazadas, 55

Naramig (naratriptano), 155
náuseas, 16, 19, 23, 24, 26, 28, 29, 33, 34, 35, 36, 39, 47, 48, 49, 50, 52, 54, 57, 59, 60, 62, 63, 69, 70, 72, 73, 74, 76, 77, 82, 86, 87, 91, 93, 95, 97, 101, 111, 115, 119, 120, 121, 131, 136, 142, 145, 146, 150, 151, 152, 156, 157, 159, 165, 169, 176, 191, 192, 198, 208, 213, 215, 218, 226
Consulte medicamentos antieméticos
nifedipina, 158
niños, 89, 92, 115-1119
casos clínicos, 1119-124
tratamiento médico, 118-119, 136, 139-140, 182, 193
tratamiento autoayuda, 116
nitratos/nitritos, 223, 226

nitroglicerina, 103
niveles de azúcar en la sangre, 18, 42, 43, 44, 45, 46, 55, 93, 95, 116, 117, 132, 170, 210, 213, 217, 224, 229, 239
en los niños, 117

ojos cerrados, 20, 21, 138, 206
ojos, 19, 20, 28, 31, 34, 35, 36, 40, 48, 69, 74, 81, 96, 101, 103, 105, 108, 110, 111, 112, 120, 137, 198, 202, 203, 205, 222, 229, 233, 236.
Consulte perturbaciones visuales
orientación, 80, 161
osmofobia, 20
osteoporosis, 73, 74

paquetes calientes, 83, 215, 217
paquetes fríos, 214-215, 217
paracetamol, 21, 22, 23, 28, 78, 118, 120, 123, 143-144, 145, 146, 147, 186, 218, 227
Paradote, 144
Paramax, 22, 24, 120-122, 146
Consulte también paracetamol
pastillas anticonceptivas, 217
patrones de alimentación y migrañas menstruales, 42-44
patrones heredados, 14, 161, 163
pentazocina, 148
perturbaciones visuales, 100, 115-116
pescado, 125
petidina, 147
piridoxina (vitamina B6), 46
pizotifeno (Sanomigran), 140, 157, 220
plátanos, 125
prednisolona, 104, 111

Guía completa de la migraña. Causas, síntomas y tratamientos, de Jenny Lewis, fue impreso en mayo de 2003, en UV Print, Sur 26-A, núm. 14 bis, 08500, México, D.F.

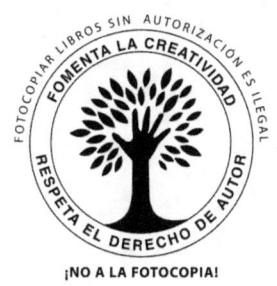

Quarzo

Libros sencillos para gente práctica

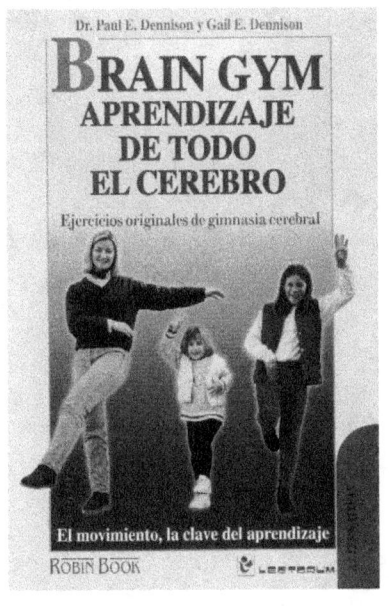

Brain Gym

Aprendizaje de todo el cerebro

Dr. Paul E. Dennison y Gail E. Dennison

Ante la evidencia del fracaso escolar los educadores han desarrollado sistemas para motivar y lograr la adaptación del niño al sistema. La solución que da la kinesiología educativa es el aprendizaje en varios frentes, implicando con ello al conjunto del cerebro mediante la modificación y corrección de los movimientos utilizando ejercicios de Brain Gym, que ayudan al alumno a acceder a partes de su cerebro que anteriormente se encontraban bloqueadas.

Los movimientos de Brain Gym pueden llevar al alumno a experimentar cambios positivos inmediatos en su actitud y en muchas habilidades concretas.

• Mayor capacidad de concentración.
• Desarrollo de la memoria
• Perfeccionamiento de la lectura, la escritura y la ortografía
• Mejora de la coordinación cerebro-cuerpo
• Integración de las capacidades visuales, auditivas y táctiles
• Aprendizaje de técnicas de relajación
• Desarrollo de códigos lineales y simbólicos